時代おくれのいいお産

あなたと赤ちゃんにとっての
いいお産を考えてみませんか

久　靖男

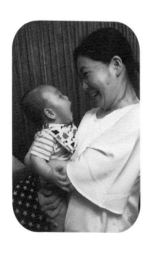

現代書館

時代おくれのいいお産

あなたと赤ちゃんにとっての
いいお産を考えてみませんか

目次

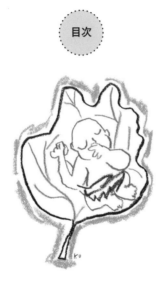

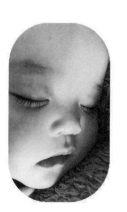

はじめに

　私はいま、産科医になってからずっと追い求めてきたことを書こうとしています。

　【いいお産】とは何だろうということです。

　お産に関する本は沢山出ています。ただ私のように臨床医として50年間いいお産を求めてやってきた人間はあまりいないのではないかと思っています。

　どのようなお産がお母さんと赤ちゃんに本当の幸せを与えることができるのか。また、お母さんと赤ちゃんの間にしっかりとした"絆"ができて赤ちゃんが幸せで健全な成長ができるのか。最終的には地球上に生きる一員として他の命を持ったものすべてと共生して平和に暮らすために地球との絆をつくっていけるのか……。

　そんなことを考えてお産と取り組んできました。いままでいろいろなお産に関わってきていいお産とは"自然なお産だ"と迷うことなくいえます。

　自然は、私たちに素晴らしい仕組みを与えてくれています。これを人文科学者のジョセフ・チルトン・ピアスは生物プランと呼んでいます。自然なお産の流れを大切にしてお産の中で本来お母さんと赤ちゃんが手にすべき喜びや幸せが得られるよう

にするのが私たち産科医の一番大切な役割です。

　医療技術はどんどん進歩しています。いろいろな情報が手に入るようになり、新しい医療技術をつかってリスクの高いお母さんや赤ちゃんが助かるようになりましたが、半面その医療技術が正常なお産に導入されて自然出産の仕組みを破壊するということが起こっています。

　もともと妊娠や出産は愛し合う男女の愛の行為の結果、生命が宿りお母さんの子宮にまもられて成長し外の世界に出てくる生殖という生理的な現象です。

　35億年もの長い間、命が続いてきたのも自然の仕組みでDNA がつながってきたからです。自然が私たちに与えてくれた恩恵ともいうべきシステムに比べると、自然出産に医療技術を持ち込むことはかなり慎重にしなければなりません。フランスの産科医 M・オダンがいうように「医療の簡素化と不要な物の排除」は現状の医療の現場を見ると的を射た言葉だと思います。

　「自然なお産の流れに医療の介入をするときは確固たる理由がなければならない」という WHO の言葉にも謙虚に耳を貸す必要があるでしょう。

　いま、医療の最先端の研究をされている人はこのような考えは不愉快に思われるでしょう。それでも敢えて私はこの本をお母さんと生まれてくる赤ちゃんのために書かなければいけないと思っています。

　この本を読んでこれから赤ちゃんを産む人が納得でき、自分

に役に立つ情報が一つでも二つでもあってお産に真剣に取り組んでもらえれば、自分にも生まれてくる赤ちゃんにもいい体験になると思います。

　またお産に関わる仕事をしている人にもこの本から、もし、お産の本来の意味をくみ取ってもらえてお産と取り組んでもらったらお産によって女性はこんなに素晴らしく強くなり、赤ちゃんとの関係がよくなるのだと感じてもらえるのではないかと思います。それは私にとってこの上ない幸せです。

　この本をこれから赤ちゃんを産むすべてのお母さんと赤ちゃんに捧げたいと思います。

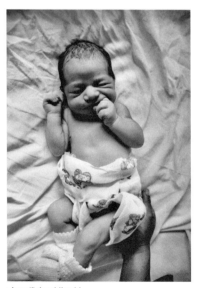

photo/Sakae kikuchi

推薦のことば

藤村　正哲

大阪母子医療センター名誉総長

　この本で久先生は繰り返し、赤ちゃんと母親がお産を巡る環境からどういう影響を受けているのかについて述べておられます。

　自然であることがなぜ大切なのか、いいお産であるためにはどうすればよいのか、いろんな角度からその方法を具体的に考えておられます。

　久先生と私は高校と大学医学部が同期で、卒業にあたって選択した分野が産婦人科と小児科で、若い頃お産を巡る赤ちゃんと母親の医療のあり方について意見を交わしてきた仲です。ある時期、私たちは一緒にお産と新生児の専門病院を設計する機会に恵まれました。そのとき中心のテーマとなったのが、お母さんと生まれた赤ちゃんの絆を育むため、①ストレスの少ないお産、②母と子はできる限り一緒に過ごす、③母乳哺育を勧める、新しい病院の設計でした。

　新病院では母子の接触を重視しました。正期産の新生児については、①産科病棟では母子同室とし、新生児室は病児以外設

けない、②母乳哺育の推進、③ NICU 入院の基準を厳しくし、中間ケアは産科病棟で行う、等を勧めて、お産に関わる医療の介入を可能な限り少なくすると同時に、患者さんが受け身の姿勢にならず積極的に子育てのスタートに立てるようなシステムを病院の運営方針としました。

　周産期の専門病院ではハイリスクの分娩が多くなり新生児に蘇生をする必要がある場合が増えますが、個室の分娩室で何が赤ちゃんに行われているか、お母さんが全部見て聞こえるようなレイアウトにして、その後すぐ簡単にお話しして理解できるようにしました。もし赤ちゃんが新生児集中治療室に入院する必要がある場合、顔を見て触れた後はお母さんとしばらく別れることになります。私は新生児科を担当したので、早産児も母親とできるだけ接触を深めるため、①早期接触、②家族と医療者の相互理解、③ 24 時間を通じた自由な面会、④ NICU における親の保育参加、⑤早産児の早期退院　を赤ちゃんに提供する医療の具体的指針としました。

　親と子の絆をしっかりしたものとして確立することは、長い子育て期間を後に控えてお産の時期に育むべき一番大切なものとして、家族と医療者の共通の目標であると考えられます。本書の中で、久先生は長年の産科医としての実践の中で究極の目的として目指してきたことをまとめられました。先生の輝くような産科医療の実績が、本書の価値を裏づけていると思います。

第1章
「キツネのお産」

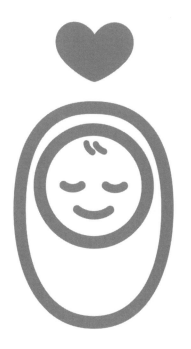

昔話の伝える真実

　むかしむかし、あるところに、とても腕のいいお産婆さんがいました。お産婆さんとは、赤ちゃんを産むお手伝いをしてくれる人のことです。

　このお産婆さんに来てもらうと、どんなにひどい難産でも楽に赤ちゃんを産むことができると評判でした。

　ある夜のこと、お産婆さんが寝ていると、ドンドンドンと誰かが戸を叩きました。

　「はて、急なお産かな？」

　お産婆さんが急いで戸を開けると、このあたりでは見たことのない男の人が、青い顔で肩で息をしながら立っています。

　「お産婆さん、早く来てください！　嫁がいま、苦しんでいます！　はじめてのお産なもんで、どうすればいいか分かりません！」

　「はいはい、落ち着いて。それで、お宅はどちらかね？」

　「私が案内しますので、急いでください！」

　お産婆さんは大急ぎで着替えて、お産に必要な物を持って外へ出ました。

　「おや？」

　外へ出たお産婆さんは、首をかしげました。外はまっ暗なの

に男の人のまわりだけは、ちょうちんで照らしたように明るいのです。

「早く！　早く、お願いします！」

不思議に思うお産婆さんの手を、男の人がぐいと引っぱって走り出しました。

さて、男の人と一緒に、どのくらい走ったでしょう。気がつくとお産婆さんは、見たこともないご殿の中にいました。そこでは数えきれないほどたくさんの女中さんがお産婆さんを出迎えて、

「どうか奥さまを、よろしくお願いします」

と、頭をさげます。

長い廊下を女中頭に案内されると、金色のふすまが見えました。

「奥さまが、お待ちでございます」

女中頭に言われて部屋に入ると大きなお腹をかかえた美しい女の人が、ふとんの上で苦しそうに転げ回っています。

「はいはい、落ち着いて。わたしが来たから、もう大丈夫」

お産婆さんは優しく言うと女中頭にお湯や布をたくさん用意させて、さっそくお産にとりかかりました。

「さあ、楽にして、りきまずに、力を抜いて、そうそう、頑張って」

すると、まもなく、

「フギァアーー！」

と、元気な男の赤ちゃんが生まれました。

「ふう、やれやれ」

　お産婆さんが汗をぬぐうと、さっきの男の人が目に涙を浮かべてお産婆さんにお礼をいいました。

「本当に、ありがとうございました。無事に息子が生まれ、こんなにうれしいことはありません。どうぞ、あちらの部屋でゆっくりお休みください」

　お産婆さんは長い廊下を連れていかれて、今度は銀色のふすまの部屋に案内されました。

「おや、まあ」

　そこには黒塗りの見事なお膳があり、お産婆さんのために用意されたごちそうがならんでいます。

「ああ、ありがたいねえ」

　お産婆さんは用意されたごちそうをパクパクと食べると、うとうと眠ってしまいました。

　それから、どのくらい時間がたったでしょう。

コケコッコー！

　一番どりの鳴き声で、お産婆さんははっと目を覚ましました。

「ここは？」

　立派なご殿にいたはずなのに、お産婆さんが目を覚ましたのは古い小さな小屋の中でした。

「不思議なこともあるもんだねえ」

お産婆さんは村に帰ると、村の人たちにゆうべのことを話しました。すると村人たちは口々に、

　「それはきっと、お産婆さんの評判を聞いて、キツネが頼みに来たにちげへねえ」

　と、いったそうです。

　日本の各地には、昔から伝えられた物語があります。これもそのひとつ。キツネのお産に関するものです。なぜか、日本各地では、形を多少変えながらも、「キツネがお産のために、人里へ降りてきて、お産婆さんや医師を連れていく」というものが残っています。

　昔話はほほえましいものが多いですが、よくよく読んでいくと、必ずと言っていいほど、何らかの教訓が入っています。では、このキツネのお産には、どんな教訓が入っているのでしょうか？

　なぜキツネなのか。日本では昔からキツネと狸が身近な里山の動物でした。そして、キツネは人に化けるといわれています。人に化けるのは「人を化かす」「人を騙す」お話が多いからですが、この場合、人の智慧、技術をつかうために化けています。

　勿論、ここで語られているのは、キツネ、でありながら、キツネのことではなく、擬人化です。野生の動物は自分で産み落とし、自分で育てます。そんなことから、多産安産、と考えられがちです。それでも産むことには苦しみが伴う、ということをいっているのではないか、と思うのです。

そして、人の姿に化けて、人の力を借りてまでも、「新しい命の誕生」を待つ、それほど、産まれてくる命の大切さを語っているようにも感じます。お産婆さんが来たからといって、実はこの描写の中には何かが起こっているわけではありません。陣痛をやわらげる処方をするわけでも、ましてや帝王切開なんてありえないのです。そう、経験豊富なお産婆さんは、妊婦さんが自分のペースでお腹の赤ちゃんと一緒になって、「できるだけ楽になる」ような形を一緒にとってあげているだけです。言葉がけなどがそうではないか、と。

　あれだけ苦しんでいたにもかかわらず、元気に赤ちゃんを出産します。すると、本人はもとより、お父さんも使用人たちも、みんなすごく喜び、お産婆さんに感謝しています。産まれてくる、それだけで他のこととは比べられようもない喜びである、ということを表現しているのではないでしょうか。

　産むということは、それほどのことなのです。しかも、お産婆さんの力を借りたとしてもほとんどはどんなに苦しくても、自分の力で産み出している、それが自然界のお産であるといえます。

　お産婆さんもそれが分かっているのでしょう。お礼に出された豪華なお膳に「ありがたいね」といっています。赤ちゃんを産むことは「お産婆さんの力」のお陰ではなく、お母さんと赤ちゃんの力であり、お産婆さんが豪華なお礼をもらうことが当然の報酬、と感じていなかったことが、この物語で分かります。

動物は安産なのでしょうか？

　動物は安産だといわれています。本当にそういい切れるのでしょうか？　ペットを飼ったことのある人、そのペットが家の中で出産しているのを見たことがある人なら、そう簡単に言えないのではないでしょうか。大きな鳴き声を上げたり、苦しそうにうろうろしたり、まるで涙を流しているようになったり。

　恐らく、痛みを全く感じずにお産をする、というのはほ乳類にはないのではないでしょうか。

　また、安産といっても、産まれた子ども全部が健康に育っていくわけでもないのが、動物たちです。だからこそ、数多く産むということもいえるのです。

　なぜ、こんな話をしたのか。

　それは「いいお産」とは何かを、考えるためです。痛みを感じないのがいいお産なのでしょうか？　長く苦しまないのがいいお産？　時間どおりに産まれてくるのがいいお産なのですか？

　これらは、最近の産婦人科でいわれている「楽なお産」「いいお産」です。

　〜私たちの産婦人科では、とっても楽に産ませてあげられます〜

そんな言葉です。

楽なお産？　痛みのないお産？　それがいいものでしょうか？

私は医師です。産科婦人科医はちょっと他の診療科とは違っていると私は思っています。というのも、命に関わるという部分は一緒でも、命を生み出すところにいるからとでもいいましょうか。

簡単にいってしまえば、産科は診断結果によっては、「おめでとうございます」という言葉をつかう点です。他の診療科では、健康不安を抱いて医師の元をたずねます。どこか悪いのではないか、あるいはこの症状から解放してもらいたい。マイナスからの解放です。

しかし、産婦人科は全く種類が違います。新しい命が宿っているのではないか、という希望でドアを叩く人が圧倒的なのです。

プラスの意識です。その場に立ち会えるだけでも素晴らしい。

私には何ができるか、ずっと考えながらこの仕事に携わっています。お母さんになる妊婦さんにも、これから産まれてくる赤ちゃんにとっても、一番いい形のお産となるように、そしてそこから始まる赤ちゃんの人生が、さらによくなるように、それを考えています。

では、現状はどうでしょうか。痛くない出産。それは誰のためでしょうか。決められた日に必ず産まれることは？　本来出

産はお母さんと赤ちゃんの共同作業です。医学はそこに寄り添って本当に医学の力が必要なときに最小限の医療技術をつかってお母さんと赤ちゃんの安全をまもります。産ませてあげるのではなく、できるだけ安全に産めるように、寄り添って支えてあげられる存在でなければいけないのです。

　勿論、医学の進歩によって多くの命がこの世に生を受けられるようになっています。命がけだった出産も、安全になってきたのは医学の進歩と、高い経済力のお陰だといえます。だから、自然な出産こそ絶対だ、といいたいのではありません。お母さんの力と赤ちゃんの力、どちらもとても必要で、それを無視してはいけない、ということなのです。

　いいお産とは何か。そのためには、妊娠するとは何か、妊娠とはどういうことなのか、妊娠によってお母さんも赤ちゃんもどのように変わっていくのか、知ってもらいたいと思っています。医学的な見地から、そして精神的な領域から、どちらも「人」をつくる大切なもの。それらを解き明かすことで、いいお産、が見えてきます。そして、なぜいいお産が必要なのかということも分かるでしょう。

第 2 章
人間のお産はどうでしょう

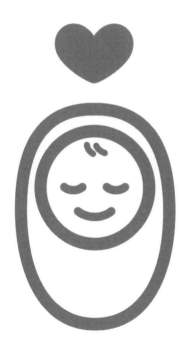

人間は早産で赤ちゃんを産む？

　最初に人間も動物だということを忘れてはいけないと思います。人にも他の動物と同じように自分で産む力が与えられています。人間は二足歩行と大きな発達した脳の働きがあるということ、そしてその脳をつかって道具をつくり文化をつくり社会や国家をつくってきました。人間に一番近い霊長類（サル、チンパンジーなど）の赤ちゃんは生まれたらすぐにお母さんにしがみついておっぱいを吸いに行きます。人間の赤ちゃんはその状態になるのに約１年もかかります。

　アドルフ・ポルトマンという生物学者は「人間は大きく発達した脳のために１年も早く生まれた早産児（生理的早産児）だ」とその著書『人間はどこまで動物か』で述べています。本来21か月子宮の中にいるべき赤ちゃんが10か月で生まれてしまいます。後の１年は子宮外胎児期で本来はまだ子宮の中にいるべき時期だといっています。そしてお母さんに何もかも頼らないと生きられないこの１年が、人間らしさをつくる大切な時間だと考えています。

　同時に皮肉なことにこの発達した脳でつくられたいろいろな医療技術が正常なお産につかわれるようになって、お産が病気のように扱われるようになったのも人間のお産の特徴です。お産が終わってからでないと、正常分娩かどうか明らかにならな

いので、それまで産婦さんは異常になる可能性をもった人という感じの扱いになります。また、病院にいる人は病人というイメージがあるのでしょうか、患者的扱いを受けてしまうようです。これは、医学の進歩とともに広まった考え方です。

　では、まず精子と卵子が出会う奇跡から、話を始めましょう。
　男と女がお互いに愛し合い信じ合っているときには、二人の体（脳の視床下部、下垂体）からは愛情ホルモンといわれているオキシトシンが出ていて、生命の誕生に大切な働きをしています。愛し合う二人が結ばれるときオキシトシンが働いて妊娠が成立します。
　「闘争と逃走」のホルモンといわれるノルアドレナリンは、ストレスホルモンといわれています。オキシトシンは、これとは対極にあり「安らぎと寄り添い」「愛情」のホルモンといわれているのです。そして、このホルモンは妊娠に関しても大きな役割を果たしています。
　オキシトシンは精子が射精されるときにも、さらに子宮と卵管を通って卵管の先端の卵子がいる卵管采まで精子を運ぶことにも、また、女性のオーガズムを起こすことにも関与しています。卵子と精子が結合して受精した受精卵は分割をしながら卵管を通って子宮にたどり着いて、子宮の内膜にくっついて（着床）妊娠が成立します。
　このように愛情ホルモンであるオキシトシンは妊娠の成立にはなくてはならないものです。着床した卵はお母さんから胎盤

を介して栄養をもらって、子宮の中で卵膜の袋に包まれ羊水という水の中で成長します。着床してからほぼ265日たつと赤ちゃんから信号が送られて、お母さんの脳からはオキシトシンが子宮に送られて陣痛が始まります。

陣痛の始まる前に"産徴"という少量の出血がありますが、ときどき出血がなく陣痛が始まることもあります。でもこのときもゼリーのような粘り気のあるおりもの（頸管栓）が増えることがよく見られます。これも産徴の一つといってもいいのかもしれません。

37週0日から41週6日までの5週間が、正期産と呼ばれていてこの間にお産になるのを正常産といいます。36週6日までを早期産（早産）、42週0日以降のお産を過期産（予定日超過）といっています。

10分ごとに陣痛が来た時点をお産の開始として、ここからお産の終了までが分娩時間です。始まりから子宮口が全部開くまでを第1期、赤ちゃんが出るまでを第2期、胎盤が出るまでを第3期と呼んでいます。初産婦（お産がはじめての人）では13〜14時間、2回目以降は7〜8時間と一般的にはいわれていますが、この時間は個人差が非常に大きくこのとおりにいかないことはよくあります。この時間の2倍を遷延分娩として帝王切開に切り換えたりしますが、これはあくまでも一つの目安にすぎません。お産が問題なく少しずつでも進んでいれば、心音に注意しながら待つことも必要です。

入院すれば病人？

　お産が始まって病院に入院することになります。するとまるで病人になったように思って、緊張してベッドでじっと横になっている人もいるようですが、これは非常に悪いことです。眠いときや破水しているとき、最初のモニターで心音に異常があるとき以外はむしろ座ったり体を動かしているほうがお産は早く進みます。

　またお産が始まったら余計なことを考えないことも大切です。お産は人間の古い脳がコントロールしています。新しい脳はいつも古い脳の働きを抑えているのです。だから頭をつかう、つまりストレスを感じるとお産はうまく進まないのです。4ページで触れたM・オダンはこれを非常にうまく次のようにいっています。

　"Cut head"

　つまり、頭（新皮質）をつかうなということです。無理に呼吸法をする必要もありません。とにかく頭を空っぽにすることです。恐怖に怯えて早過ぎる呼吸や、早くからいきむのはいいとはいえません。特に初産の場合は不安になると思いますが、お産になれた人の信頼できるサポートがあればうまく乗り切れると思います。アメリカの小児科医で"絆"の研究の第一人者として知られるM. H. クラウスはこのような人を、

"doula（ドゥーラ）"

と呼んで、doula が寄り添っているとお産も早く進むし、鎮痛剤や麻酔はあまりつかう必要はなく、産後の母子の絆もうまく形成されるといっています（doula 効果）。

お産の痛み……陣痛はよく "positive pain（肯定的痛み）" といわれます。これは、けがや手術の痛みとは異なることを示しているのです。お産に対する不安は痛みの閾値を下げて実際以上に痛みを強く感じさせます。doula は産婦のそばに寄り添い不安を軽くし "手当" をして痛みを軽くしてあげます。そしてその痛みを乗り越えたらその向こうに、人生で最高の喜び、感動があることを教えます。日本の助産師の役割も本来このようなものです。

お産の姿勢も大事です。基本は産婦が自由に動けることと仰向けの姿勢を取らないことです。子宮口が全開大に近づくと産婦は自然にいきみたくなります。お産が完全に自然に進んでいて、外部からの刺激がないときにはオキシトシンがピークになり、同時に人間を痛みからまもる脳内麻薬と呼ばれるエンドルフィンが分泌されて産婦は意識の変性 "inner trip" という状態——別世界にいるかのような行動をします。このときは無理なく自然にうまくいきむため、疲れないし、赤ちゃんも元気で、会陰裂傷もできにくいのです。

テレビや映画などでは周囲にいる看護師さんたちが "さあ、息を吸って止めて、頑張って気張って" と励ましていますが、

これは"バルサルバ法"といってやってはいけない方法です。

　医師や助産師は、静かに産婦がうまく自然の欲求に応じて産んでいるかどうかを見まもるだけでいいのです。私たちがやっている水中出産では non-touch で指示は一切出しませんが、60％の人に会陰裂傷はありません。会陰切開はできるだけしないほうがいいでしょう。赤ちゃんが出る直前には、胎児娩出反射が起こりお母さんは片膝を立てたり、横にいる人に抱きつきたくなりますが、これも正常な反応です。

　赤ちゃんが生まれたら、顔を下に向けた安全体位（safety position）を取り、口や鼻の吸引はしません。温かい柔らかい布で、赤ちゃんの体表の水をふいて、できるだけ早く、裸のお母さんの胸に乗せてあげましょう。臍帯を切るのは拍動が止まり、胎盤の役割が終わってからで十分でしょう。動物はお母さんが生まれた赤ちゃんの体を一生懸命に舐めてあげますが、これはとても大切なことをしているのです。赤ちゃんは呼吸が楽になり、尿や便が出やすくなります。体温が下がるのを防ぎ、血液の流れがよくなって、元気に動けるようになります。そして何よりもお母さんは自分の赤ちゃんであることをしっかりと記憶します。

赤ちゃんを産む場所と人間の性の特徴

　赤ちゃんを産む部屋は薄暗く暖かく静かなことが大切です。医師もスタッフも余計な口はきかず、静かにしましょう。生まれてから1〜2時間は、赤ちゃんにもお母さんにもとても大切な時間です。quiet alert（静かな覚醒）と呼ぶこの時間は二人の絆ができる一番大切な時間です。

　お産とは、よくいわれるように本来病気ではなく性的で生理的な生殖といわれる動物にとって一番大切なこと。新しい命が誕生し、命がつながることです。自然はその種の生命が継続されるように、それぞれに一番いいと思われる巧妙な生殖の仕組みを与えています。

　人間の奇妙と思われる性（sexuality）の特徴もその一つかもしれません。他の動物では、排卵はいろいろなシグナル（匂い、皮膚の色の変化など）を出して雄にアピールしていますが、人間ではそのような排卵のシグナルはありません。女性は、繁殖期以外にも男性を受け入れますし、また閉経もあります。これらは他の動物には見られません。カリフォルニア大ロスアンゼルス校の医学部教授であるジャレド・ダイヤモンドは人間が二足歩行し大脳が発達したことと一夫一婦制の結婚形態を取り性の特徴を持ったのは、人間の命が残っていくための巧妙なシステムなのだと考えています。

お産とプライバシー

　自然が与えているお産のシステムがうまく働くようにするためには、必要のない医療介入を止めて産婦にストレスを与えず、プライバシーがまもれる環境でお産を見まもることが大切です。

　すべての動物が原則として安全な場所に安心して産める巣づくりをします。自然界ではときとして仲間が危険な相手になるため、仲間から離れて安心して産める場所を確保し、赤ちゃんを産むことが多いようです。昼に活動する動物は夜に、夜行性の動物が昼にお産するのもそのためです。そのように自分の体に備わった産むシステムをつかって赤ちゃんを産むのが一番いいことを本能が教えてくれます。

　人間もかつては家庭という最もストレスのない、プライバシーの保てる場所で赤ちゃんを産み家族関係をつくってきました。産小屋もそのようなところだったようです。そして産婆さんがそれを助けていました。お産は一人ひとり違います。そして自分が育ってきた過去のすべてを背景にして赤ちゃんを産むのです。お産に関わる人はその人のことをできるだけ理解して、その人に寄り添い一番いいお産ができるように援助しなければなりません。

　大きい病院ではその人の背景も考えずに、マニュアルどおりのお産をしようとする傾向がありその人の産む力を弱めてしま

います。あるいはお産はすべて潜在的なリスクを持っているからと予防的手段として最初から医学的管理下で監視し、1か所で多くのお産を管理すればそこでもまた正常を異常に変えてしまう恐れがあります。大きい病院に沢山の産む人を集めてお産をすれば効率的で安全性を確保できるかもしれません。しかし、一人ひとりに必要で最適なサービスができなくなる可能性もあります。この「一人ひとりに必要で最適なサービス」こそがお産で一番必要なケアなのです。そのために外来ででき上がった医師や助産師と妊婦との間の信頼が大切です。

　安全性の確保、といわれますが、誰のための安全性のことなのか、一番大切な部分を置き去りにしているように感じてしまいます。

医療介入

　医学が進歩して、人間のお産もリスクの高い妊産婦や新生児が助かるようになりましたが、今度はどんなお産も何もないのが普通だと産む人も家族も考えるようになってきました。もともとお産には完全には予測できない要素があります。だから注意深く見ていく必要があるのですが、何か問題が起こればすべて産科医や助産師の責任だとして訴えられるようになってきました。そのため医師や助産師は、正常なお産でもいつも何か起こるのではないかと恐る恐るお産に立ち会うようになってきて

います。

　新しい医療技術が開発されると、本来必要のないお産にもその技術を導入して訴訟に備えるようになりました。そのため本当の意味の自然分娩が減って、医療介入と保身的な医学的な出産や帝王切開などのお産が増えてきています。

　悪循環といえるでしょうか。正常なお産でも一つ医療の介入が行われると次々と介入が加わっていきます。これを医療介入の滝と呼んでいます。

　これによって自然に産めるようにプログラムされている自然出産が医療によるお産に変わり、母と子の間にできるはずの関係──"絆"が壊されています。

オランダのお産

　近代的な国の中でもまだお産で本当に大切なことをしっかりと考えてお産のシステムをつくっている国もあります。オランダは現在でもまだ30％以上の人が家庭分娩をしています。

　妊娠や出産に伴って発生するリスクの丁寧なスクリーニングと緊急時の搬送のシステムが確立しているからです。それがなければこのようなお産は無理でしょう。しかし何よりもお産とは何かを国として真剣に考えているからに他なりません。

　日本には悲しいかなこの両方ともがありません。そのため、家庭分娩は日本では難しいでしょう。

幕末に長崎に来た医師、シーボルトの出身校のライデン
大学の教授室で、お産にかける熱い思いを話してくれた、
Gravenhorst 先生の姿が目に焼きついています。

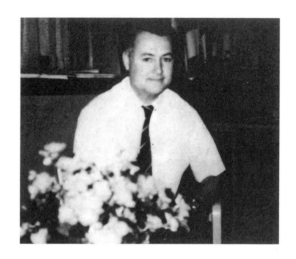

第3章

赤ちゃんはどんな力を
持っているの？

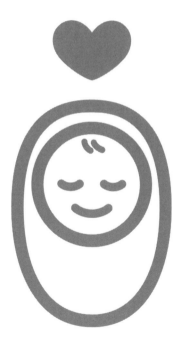

産まれる前後の赤ちゃんの能力って？

　60 〜 70 年前まで赤ちゃんは無能で無力な物のような扱いを受けていました。たしかに人間の赤ちゃんは生後 1 年近くも自分では何もできず母親にすべてを頼っています。でも生まれる前後の赤ちゃんは本当に何も感じない、考えない、記憶もしない物のような存在なのでしょうか。

　お母さんのお腹の中にいる赤ちゃんを『胎児』、お母さんの体から出てきた赤ちゃんを『新生児（生後 30 日以内）』と呼んでいますが、1940 年頃から医療技術が進歩してきて子宮の中にいる赤ちゃんを観察できるようになりました。そして赤ちゃんのことがよく分かるようになりました。観察を通じて、Ｔ・バーニーやチェンバレン、ピアスらが胎児に関する事実を数多く集めて胎児の持つ能力を報告しています。

　例えば『胎児は見ている』を書いたＴ・バーニーは過去に研究された数多くの研究を調べましたが、1940 〜 1950 年に活躍した、イゴール・カルーゾ、デニス・スコット、Ｄ・Ｗ・ウイニコットなどの業績に触れています。医療技術が飛躍的に発展した 1960 年代に入って明らかになったドミニク・バーバラ（アルバート・アインシュタイン大）、リチャード・Ｄ・アダムス（ハーバード大）、アルバート・リリー（オークランド国立産院大学）やその妻マゼレット・リリーの研究の中から胎児は、"聞

き”、“理解し”、“感じる”力を持っていて、お母さんのお腹の中にいるときからお母さんとの絆づくりを始めていると考えられています。

　妊娠中のお母さんの感覚や感情はダイレクトに胎児に影響を与えます。脳の中で情緒調整器の中枢と考えられている視床下部は、お母さんが強いストレスを感じるとストレスホルモン（ACTH）がたまり、赤ちゃんもお母さんと同じようにACTHの濃度が上がって、生理的な反応として不安や恐怖心が現れてきます。このような状態であっても、お母さんがお腹の赤ちゃんに強い愛情を持っていると、それが赤ちゃんをストレスからまもります。

　つまり胎児はお母さんの考えていることを敏感に感じ取っているのです。この感情は胎児が6か月から7か月の間に急速にできてくるようです。

　MATRIX という言葉があります。ラテン語で“子宮”、“お母さん”という意味ですが、このマトリックスは三つの条件を満たすものです。

　①　安全を与える

　②　可能性を与える

　③　成長に必要なエネルギーを与える

　ものをいいます。胎児はこのマトリックスである子宮と絆を結びながら、少しずつお母さんとの絆を築いていきます。まずは子宮が、そして次にお母さんがマトリックスになるのです。

子宮というマトリックスが慈愛に満ちたものであれば、お母さんにもそれを求め絆がつくりやすくなります。そして赤ちゃんの信頼、自信という素因ができていきます。

　胎児期の絆は生まれる3か月前から2か月前の間にできると考えられています。

お産は赤ちゃんにどんな影響を与えるのでしょうか？

　ではお産が赤ちゃんにどのような影響を与えるのか考えてみましょう。

　お産での赤ちゃんの扱い方はいまでもとにかく、安全であればいいと考えられていて、目に見えない赤ちゃんへの影響は残念ながらほとんど考えられていないのが実情です。本来、安全という面で考えた場合、目に見えない部分もフォローしなければいけないのはいうまでもないのですが。

　特に医療技術が進歩してそれによっていままで助からなかった赤ちゃんも助かるようになり、医療技術が正常なお産に持ち込まれるようになって、お産に対する考え方は随分変わってきました。

　お産はいつの間にか「産む人のもの」から「産ませる人のもの」に変わってしまったようです。産む人はもちろん産婦さんです。お母さんそのもの。産ませる人は医療従事者です。本来、お母さんの体調や気持ち、その他、お母さんを中心にして、物

事が進んでいくはずのものでした。お母さんというのは、お腹の赤ちゃんと絆で結ばれているので、結果、お母さんと赤ちゃん、二人の意志、といってもいいですね。

　ところが、機械化され数多くのお産を扱う病院では、産婦であるお母さんは自ら産む力を奪われ、医学の助けがないと自分では産めないかのような扱いを受けます。勿論胎児期の重要性、お産の持つ大切な意味を考えながら毎日の仕事に熱心に献身的に取り組んでいる産科医や助産師もいます。

　私たち産科医もこれから赤ちゃんを産む人もまず、長いあいだ"物"のように扱われていた赤ちゃんを、お腹の中にいるときから一個の人格を持った存在、しかも極めて繊細な存在として認めるところから始めましょう。

　フランスの産科医ルボワイエは３年間インド各地の自然分娩によるお産を見て回り、お母さんと赤ちゃんに非常に優しいお産に感動するとともに、1974年 "暴力なき出産"を書いて赤ちゃんにもっと優しいお産をするように警告を発しました。この本は世界中で翻訳されてベストセラーになりました。陣痛が始まってから子宮の中ではじめて赤ちゃんが経験する不安、そして暗くて細い産道を通って出てくる過程……、お母さんのお腹の中という世界で一番安心で安全な場所から放り出される、そのとき赤ちゃんがどれほど恐怖に満ちた体験をするか理解することができれば、もっと赤ちゃんに優しく愛情を持って接することができると思います。

赤ちゃんの声に耳を傾ける努力をしてみましょう。そうすれば、生まれようとして頑張っている赤ちゃんに医療の手を加え、自然なお産の流れを乱し、赤ちゃんに苦しい体験を与えることも、やっと生まれてきた赤ちゃんを唯一の拠り所であるお母さんから離して新生児室に隔離することも、口や鼻の吸引や早い臍帯の切断などの処置もできないはずです。それより不安で一杯のお母さんの精神的な支援をして、安心してお産に向かう勇気を与えて、お産がスムーズに進むようにして少しでも赤ちゃんの苦痛を和らげてあげるべきでしょう。

　やるべきことはそんなに難しいことではありません。赤ちゃんが生まれたら優しく羊水をふき取って、少しでも早く裸のお母さんの胸に赤ちゃんを抱かせてあげること。そしてお母さんと赤ちゃんの早期の接触によってお互いの関係をつくり上げるのを助けてあげることです。ルボワイエも後述するO・ランクもT・バーニーもM. H. クラウスもいっていることは皆同じです。赤ちゃんとお母さんを一緒にして絆ができるのを見まもっていくことです。

　ウイニコットはこの頃のお母さんについて次のようにいっています。

　「母親は肉体的に疲労して自制力を失っており、多くの様々な方法で、熟練したケアを看護師や医師に依存しているのですが、同時に母親は赤ん坊に十分分かる仕方で世界を知らせることのできるただ一人の人間なのです。母親はどうしたらそれができるかを知っています。それは訓練によってではなく、賢い

からでもありません。ただ自然な母親だからです。」

　前述のT・バーニーやチェンバレンは、出生前心理学の立場から、産科医と精神科医はもっと歩み寄って産科学と心理学を融合し、新しい産科学をつくっていくことが大切なのではないかと問題提起しています。

お産の長期的な影響とは？

　M・オダンは、出産周辺の赤ちゃんに起こるいろいろなことが、その後の赤ちゃんが成長していく過程に大きい影響を与えると考えました。そして、この時期を"primal"期（プライマル期）と呼んで、イギリスに「primal health research centre」をつくりました。彼は人間の心身の健康状態はこの時期にほぼ決定されると考えていて、お産のその後の赤ちゃんに及ぼす影

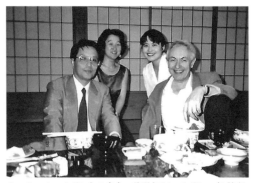

ミッシェル・オダンとの会食　前列右M・オダン　左筆者

響を研究しています。

　一つの例としてA・レインの研究（1994）を紹介していますが、「暴力的な出産とその後1年間の母性の剥奪があると、男の子が18歳になったときの暴力の発生はその二つのことがなかった場合の7倍になる」といっています。

　また、カリフォルニア州は犯罪と暴力を減らすために、2年という期間と莫大な予算を組んでそのルーツを研究しました（1982年 California commission on Crime Control and Violence Privention）。

　結果は

　①優しいお産

　②愛情あふれる家族

　③テレビの暴力場面を減らす（いまだと多分暴力的ゲームになるでしょう）

の三つが重要であるという結果が出ました。これもまた興味深いことです。

　最近話題の腸内フローラ。これは、私たちの体の中にある600兆〜1000兆個、1000種類以上いるといわれている腸内細菌を電子顕微鏡で見た様子がまるで「お花畑」だったところから名づけられました。腸内細菌には善玉と悪玉があるとはよく知られていますが、腸内フローラを健康に保つためにも善玉が多いほうがいい影響を与えるといわれています。

　この大人の健康に密接な関わりがあるといわれ始めた腸内フローラですが、乳幼児の誕生直後に大きな意味があることが分

かってきています。その大きなポイントが自然出産。新生児の腸内フローラは母親の腸内フローラに一致していて、これは母子伝播によって、母から獲得しているといわれているのです。乳幼児の腸内フローラの形成は生涯の健康状態を左右する重要なイベントで、帝王切開では母子伝幡は起こらないとされています。

　映画「マイクロバース」が参考になります。

column

無意識の世界に残る記憶……阪中桔梗ちゃんの場合

　人はどの段階から記憶があるのでしょうか？

　胎児や新生児のすぐれた知覚や記憶力について書かれた本があります。代表的なものが『暴力なき出産』フレデリック・ルボワイエ（仏　1974）、『胎児は見ている』トマス・バーニー（米　1981）、『誕生を記憶する子どもたち』デーヴィッド・チェンバレン（米　1988）などです。研究も進みました。

　私の病院で生まれた何人かの赤ちゃんも、子宮の中のことを話してくれました。阪中桔梗ちゃんもその一人で、お母さんが、その話をお手紙に書いてくれました。やはりお母さんの声の記憶が大きいようです。産まれたときに一番癒やされるのは、お母さんの声だと思われます。また子宮にいるときは、お母さんが話しかけたり歌声を聞かせてあげることは、私たちが考える以上にお母さんと赤ちゃんのつながり（絆）をつくっているといえそうです。お母さんの幸せそうな声や、夫婦の仲のいい会話によって赤ちゃんの情緒が大きく成長するのかもしれません。

〜お腹の中の様子〜
プールみたいに泳いでた
桔ちゃん（本人）のご飯はお水やってん
ママのお腹のひもと　桔ちゃんつながっててん
お腹の中は全然怖くない
お腹の中から出るときに　掃除機みたいに水取られたみ^{（ママ）}
たいになくなっていってん
いつもママの声聞こえてた

不思議ですね。まさに生命の神秘といえます。

~お腹の中の様子~

・プールみたいに、泳いでいた

・梧ちゃん（本人）のご飯は、お水やってん

・ママのお腹のヒモと梧ちゃんつながっててん（へその緒）

・お腹の中は全然こわくない

・お腹の中から出る時に、そうじ機みたいに
　水とられたみたいで、なくなっていってん

・いっつもママの声きこえてた

　　　　　　　満5才 娘の記憶

第4章
生命について

命は奇跡の賜

　地球は 46 億年前に生まれました。最初は超高温のガスのかたまりだったようです。少しずつ温度が下がり、雨が降り続いて、海ができましたが海の底はまだ高温で、海の底からはマグマがふき出していました。そのような「深海熱帯活動域」から、35 億年前に命が誕生したのです。しかも生まれた命が持続するような環境だったのです。

　命が生まれる確率は、5 億分の 1 ぐらいの確率だそうです。それは、バラバラにした腕時計が自然の変化、地震や台風などによって、また自然に元の時計に組み立てられるぐらいの、本当に考えられないくらい不思議な出来事だった、といってもいいかもしれません。

　その命がつながって 35 億年後この地球に、しかも多分この地球にだけ命が存在しているのです。

　はじめて宇宙に飛び立ったガガーリンは「空は非常に暗く、地球は青みがかっていた」といっています。地球はこの太陽系で唯一水のある惑星でもあるのです。ある人は地球といわずに"水球"というべきだといっています。

　少し難しくなりますが『命』とは何でしょう。命は次のように定義されています。

　1．自己複製（遺伝情報の複製 – DNA 複製）をする

2．代謝（エネルギーをつくる）

　3．入れ物（物理、化学的な境界）をつくる

　4．進化する力がある

　この地球上には無数の命、細菌や植物や動物がいます。中でも現時点で一番繁殖しているのが私たち人間です。

ガイアの仮説

　35億年という気の遠くなるような長い時間の間には、いろいろな環境の変化も起こっているにもかかわらず命はつながってきたのです。

　本当に不思議なことですが、そのような仕組みが自然の仕組みとして存在しているのです。

　46億年前に地球ができたとき、地球は高温の炭酸ガスに覆われていて、最初の生細胞は炭酸ガスの中で生きることのできる嫌気性菌でした。その後光合成などで酸素がつくられてきて地球の温度は下がり、地球の表面は濃い濃度の酸素に覆われることになりました。そのため嫌気性菌は地下や海底の酸素のないところに追いやられ、好気性菌がはびこることになったのです。その後、例えば空気中の酸素の濃度は21％、窒素が79％の組成ですが、これはこの数十億年一定の値に保たれています。

　ジェイムズ・ラブロックという科学者をご存じでしょうか。20世紀最高の科学者といわれているラブロックは「ガイアの

仮説」を提唱したことで有名です。

　ガイアの仮説とは、「地球は、自己調節能力を持った一つの生命体（有機体）である」とみなす説です。一見ファンタジーのようですね。太陽系の中でも、こと地球は火星や金星など太陽系の他の惑星と異なり、20数％の酸素を含む大気が、長い歴史を通じて維持されてきました。この間、いくつかの生命が息絶えるほどの気候変動があったのですが、それでも地球はいまの姿を残しています。

　その歴史を、地球を一つの生命体の自己調節システムによるものと考えたのがガイアの仮説。人為的な地球環境への影響に対して、科学技術をつかって場当たり的ともいえる対処をしていくよりも、地球の大きな生命の流れに沿った判断をすべき、との主張をしています。なお「ガイア」は、ギリシャ神話の大地の女神のことです。

　中でも、鉱物も生物も全部が有機的につながって生命が保たれるような一定の環境（これを平衡：ホメオスタシスといいます）に保っているということです。

　彼はまた「人間もガイアの一部である」と考えています。私たちの体の細胞は両親から受け継いだ新しい情報をどんどん書き込んでいく遺伝子（DNA）と、一つひとつの細胞の中にいるミトコンドリアという1ミクロンに満たない細胞内器官がいて、これは栄養源をATPと呼ばれるエネルギーに変えて細胞に命を与えていますが、このミトコンドリアのDNAは原初のままだといわれています。つまり私たちは35億年前の遺伝子

を持って生きているといえるのです。

　全人類のミトコンドリア DNA を調べて、そのルーツをたどっていくと、アフリカのたった一人の女性に行き着くといわれていて、その女性を敬意を込めて「ミトコンドリア・イヴ」と呼んでいます。ただ、ミトコンドリア・イヴがすべての人類の母親というわけではありません。すべての人類の母方をたどっていって、たまたま最初にたどり着いた女性ということになりますが、この説はガイアの仮説を知らなくても、大々的に報道されたので、ご存じではないでしょうか。

　自然がいかに巧妙にホメオスタシスを保つ仕組みをつくって命をまもっているかはここには書ききれませんが、お産で見られる母と子の絆もこの巧みな仕組みの一つであり、この"絆"ができる仕組みを持っているからこそ動物も動物の一種である人間も命をつないでいるのです。

第5章
結ばれる絆

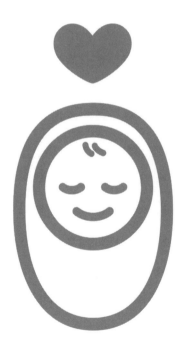

母という存在とは？

お産の安全性や快適性が大切なことであることはたしかです。しかし、お産で一番大切なことは、やはり絆の問題だと思います。「命」が続いてきたのもこの絆のできる仕組みが女性の体にプログラムされているからです。そして自然なお産の流れの中で絆が形成され、その力でお母さんが子どもを愛情を持って育ててきたからだと思います。

では母子間にある「絆」とは何でしょう？

絆（bonding）とは次のように考えられています。

「言葉を超えた心と心のつながり……**無意識の世界の愛情と信頼**」。キーワードは無意識・愛情・信頼です。

無意識の世界については、精神分析学で有名なジークムント・フロイトやその弟子で"出生外傷"の理論をつくったO・ランクに始まってチェコのLSDをつかってサイケデリックテラピーをやったスタニスラフ・グロフの『トランスパーソナル心理学』に体系づけられました。それは「私たちみんなの心の奥にある心の一部」だということです。そこに私たちはお産の記憶を蓄えています。

ここで無意識について少し考えてみましょう。

無意識の世界に残る誕生の記憶

　絆の中の無意識（胎児の記憶）というキーワードを考えるときに、トランスパーソナル心理学を切り離すことはできません。難しくなりますが、ここでは少し、この心理学について解説していきます。

　まず、「無意識」。この概念をつくったのは、精神分析学や夢判断などで有名なフロイトという心理学者です。彼は「**"こころ"は意識と無意識から成り、意識の世界はいつも無意識に支配されている**」といっています。そして幼児期の体験、特に性的コンプレックスがその後の性格や精神的発達に大きく影響する、と考え"精神分析学"を確立しました。

　フロイトの心理学はアドラーやユングらによって発展しますが、ユングはフロイトの性欲理論を否定し、無意識を個人的無意識と集合的無意識（普遍的無意識）に分け、普遍的無意識には神話にも見られる「全人類共通の知恵」や「歴史」が含まれると考えました。ユングはまた、無意識の中には意識の中にいる自分とは違うもう一人の自分がいると考えました。このようにしてユング心理学ができていきます。

　同じようにフロイトの精神分析学に飽き足らず自分の学説や学派をつくった人が「出生外傷」を考えたО・ランクや「人間性心理学」のアブラハム・マズローで、マズローはフロイト

が人間の暗い面に焦点をあてその治療を試みたのに対し、人間の"善"といった明るい面にも目を向け、人間の究極の目標は『「自己実現」でありさらに「自己超越」である』と考えます。その流れからS・グロフらによって「トランスパーソナル心理学」が生まれました。この心理学で無意識の重要な階層として、O・ランクが主張した分娩時の体験が採り上げられるのです。

O・ランクはクライアントが治療中に出産体験をたびたび口にすることに気づきました。それは、胎児が生まれてくるときの産道での無意識の体験が、精神的な部分に対して大きな影響を与え、産まれてくるときに体験する不安、恐怖、怒りなどの感情が癒やされないと、後に心理的な障害を残すと考えました。彼はこれを「出生外傷（birth trauma）説」としてまとめます。1924年にこの本は出版されています。ちなみにフランスの産科医ルボワイエが『暴力なき出産』を出版したのが1974年ですから、心理学のほうが産科学より50年近くも早く赤ちゃんに対するお産の影響に気づいていたことになります。

トランスパーソナル心理学とお産

1960年代になり、アメリカを中心に新しい価値観を求めて世界中でNew scienceあるいはNew movementといわれる運動が起こり、心理学の世界でも西洋心理学と東洋の宗教の融合

が考えられました。従来の西洋の心理学的考え方に、東洋的宗教観や仏教やチベット密教、アメリカインディアンやマヤの儀式など、いままで顧みられなかった神的なものや霊的なものとの融合を図ることが行われたのです。

　カリフォルニアの当時から心理学のメッカ的存在のビッグ・サーという場所に人間性の成熟のための「エサレン心理学研究所」ができました。そして、様々な領域の人がこの場所を目指し、集まってきました。禅の鈴木大拙（だいせつ）もその一人です。氏は禅についての著作を英語で著し、日本の禅文化を海外に広くしらしめた仏教学者として国内外で知られた存在でした。また心理学的な治療もいままでのカウンセリングを中心とした"個別的治療"から体験的治療法と呼ばれる"集団的治療法"が行われるようになりました。

　体験的治療を行っていると、多くのクライアントに意識の退行現象が起こり、しばしば誕生時の体験が再現され、誕生時の体験が人間の性格や心理に大きく関わっていることが分かり、re-birthing（誕生回帰）、と呼ばれる治療法が開発さました。出生前心理学（周産期心理学）が生まれ、アメリカの心理学者アブラハム・マズローによって"人間性心理学"ができ上がりました。誕生時の体験を重要視する無意識の構造は"意識の作図"で有名な米国の思想家ケン・ウィルバーを経てチェコ人の心理学者スタニスラフ・グロフらによってトランスパーソナル心理学としてでき上がりました（図1）。

トランスパーソナル心理学とは何か

O. ランク	"出生外傷"理論
M. マーフィー	「エサレン研究所」 西洋心理学と東洋宗教の融合
A. マズロー	"人間性心理" 体験的心理療法 退行現象（誕生回帰）
L. オー	"リバーシング" 周産期心理学
S. グロフ	"トランスパーソナル心理学"

図1

"心"とは何でしょう

　"心"は無意識と意識から成っています。意識の働きは無意識に影響を受けていますがトランスパーソナル心理学では、この無意識をさらに三つのレベルに段階的に分けています。

①自伝的無意識（個人的に体験した無意識）

②基本的周産期のマトリックス（すべての人が体験する誕生の体験）

③トランスパーソナルな領域（個を超越したすべての人の中にある神的、霊的な無意識の領域）の三つの領域です（図2参照）

トランスパーソナル心理学における
無意識の世界と基本的周産期マトリックス(BPM)

「心とは」

1. 意識

2. 無意識

　①. 自伝的無意識

　②. 基本的周産期のマトリックス
　　　Basic Perinatal Matrix（BPM）

　③. トランスパーソナルな領域

集団的無意識

図2

　②については前に少し話しましたが、大切なことなのでもう少し詳しく説明します。②はBPM（Basic Perinatal Matrix）"基本的周産期のマトリックス"と呼ばれ、お産の進行に沿って、Ⅰ～Ⅳまでの4段階に分けています（図3、図4）。

　BPMⅠは子宮の中の「平和で安定した状態」、BPMⅡは陣痛が始まって「不安と恐怖」と完全な世界である子宮から追放される「怒り」。しかしまだ子宮口が開いておらず行方が分からない焦りがあります（出口なし）。そして、BPMⅢでは子宮口が開いてきて自分の進む方向が分かってきてお母さんと協力して胎外へ出ようとする「意志」を持ちます。BPMⅣになるとお母さんの体から出てお母さんと「新しい関係」をつくるという段階です（図4）。

それは胎児が産道を通過する体験で、その体験が良好であればお母さんと良好な関係がつくれるし、その体験が心的外傷を残すようなものであればお母さんとの絆もうまくつくれず、後に心理的障害をもたらす可能性があると考えています。

BPMの生まれた背景

体験的治療法

S. グロフとLSD セラピー

ホロトロピック・セラピー
　　　　子宮 — 産道 — 分娩のプロセス

BPM Ⅰ、Ⅱ、Ⅲ、Ⅳの意味

図3

この心理学を体系づけるのに、O・ランクの出生外傷論が大きい役割を果たしました。**誕生**は安全で完全な子宮という世界からの追放と考えれば**死**をも意味します。これは赤ちゃんには大きい精神的ストレスでありランクの仮説は正しかったといえます。

基本的分娩前後のマトリックス(BPM)

BPMⅠ：母親との原始の融合

BPMⅡ：母親との拮抗作用

BPMⅢ：母親との相助作用

BPMⅣ：母親からの分離

図4

　母と子の愛情と信頼（絆）はどのようにできていくのでしょうか。

　信頼の上に立つのが愛情でしょうか、反対に愛情が醸成して信頼感が増していくのでしょうか。また、どちらも独立しているわけではなく、深い関係を持っているものとして考えられるものでしょうか。

　日常生活ではあまり考えたことはないでしょう。一度意識をして考えてみて欲しいと思っています。

　さて、話を戻しましょう。トランスパーソナル心理学での無意識の世界が分かったところで、絆を考えていきます。

絆をつくる二つの要素

　"絆"の生じる仕組みは、二つあると考えられます。一つ目は妊娠から出産、産褥への一連の流れで働くホルモンの働きです。二つ目は母と子の接触による母子相互作用という生物学的要素です。

　絆の形成の過程で、赤ちゃんはどのような能力を発揮するのでしょうか？　お腹の中の赤ちゃんを胎児といいますが、胎児は生まれる3か月前、特に2か月前ぐらいから急速に成長します。そして"聞き""理解し""感じる"力を身につけます。お腹の中で赤ちゃんは子宮との絆をつくり、次のMATRIXとなる母との絆をつくり始めます。生まれてすぐ赤ちゃんを裸のお母さんの胸に乗せると、赤ちゃんはそれがお母さんで、新しいMATRIXだと分かります。激しく泣いていてもすぐ泣き止んでしっかり目を開いてお母さんの情報を吸収しようとします。生まれてからの数分～数時間は赤ちゃんにとってもお母さんにとっても何物にも代えがたい貴重な時間なのです。この時間は"quiet-alert"（静かな覚醒）と呼ばれ赤ちゃんがお母さんの情報を体にしっかりと覚え込ませる時間です。

　体内にいたときに聞こえた母の心臓の音が、胸に乗せられたときに聞こえるので安心する、という話も広く信じられています。この説も間違いではありません。一説には、心臓の音より

も体臭に反応するということも言われています。羊水の中にいてもニオイは感じます。ニオイには愛着のファクターとしての役割もあるのです。考えてみるとフェロモンも匂い。そのくらい、「嗅覚」の感覚は鋭いのです。

　ということから考えると、薬品くさい場所はお母さんの匂いを分からなくする場所となります。実はすごく大事なことなのです。勿論それ以外にもお母さんの声、目の動き、顔の輪郭、肌触りなどの情報を吸収しますが、これらの母親のいろいろな情報を得て極めて短時間に覚え込むこと、これを刷り込み現象と呼んでいます。

　勿論お母さんも赤ちゃんの情報をしっかりと吸収します。このような環境で信頼と愛着の関係がスタートします。

　では愛着はどのようにできていくのでしょうか？　このとき中心的な働きをしているのが分娩周辺のホルモンです（図5）。

　その中でも愛情ホルモンと呼ばれるオキシトシンは、"安らぎと結びつき"のホルモンで愛着を形成する一番大事なホルモンです。その対極関係にあるのが、"闘争と逃走"のホルモンと呼ばれるストレスホルモン、ノルアドレナリンです。

　受精のときも、愛し合う男女の血液中のオキシトシンの濃度は高くなっています。お産が始まると、お母さんの脳に蓄えられたオキシトシンが子宮に送られて陣痛が起こります。オキシトシンがうまく働いて、有効な陣痛になると赤ちゃんが産まれます。

　一つ忘れてはならない大切なことがあります。よく誘発分娩

につかわれる合成オキシトシン（アトニン）は、点滴で子宮に到達して陣痛は起こるのですが脳には行きません。これは脳血液関門と呼ばれる仕組みがあって、このバリアーを通らないので脳には行かないからです。そのため愛情ホルモンとしての働きは起こりません。自然に脳から分泌されるオキシトシンは、特に赤ちゃんが産まれるときに最高になり、赤ちゃんの中のオキシトシンも最高になります。お母さんに生まれてすぐに抱かれた赤ちゃんもお母さんも愛するという意味で最高の状態で顔を合わすことになります。

　お産の後赤ちゃんがおっぱいを吸ってもオキシトシンが出て射乳が始まります。赤ちゃんにとってもお母さんにとっても授乳は心地よいことなのです。

　またこのときお母さんを痛みからまもる働きをする"脳内麻薬"といわれるエンドルフィンも最高になっていますがこのホルモンも愛着の形成に大切な働きをします。

　ターケン・ローゼンタールはラットで面白い実験をしています（1968）。彼は出産直後の母親の血液を処女ラットや雄のラットの脳室に注入しました。脳室とは脳脊髄液が産生される脳内の腔のことです。するとこれらの母親ではないラットが赤ちゃんに対して母性行動を始めました。この血液の成分はオキシトシンだと分かりました。いままでよく分からなかった愛着の原因がオキシトシンだったという実験です。さらに母乳を分泌させる抱っこホルモンと呼ばれるプロラクチンにも母性行動を起こさせる働きがあることが分かってきています（2003年　田中実）。

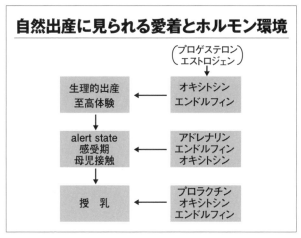

自然出産に見られる愛着とホルモン環境

	（プロゲステロン/エストロジェン）
生理的出産 至高体験 ←	オキシトシン エンドルフィン
↓	
alert state 感受期 母児接触 ←	アドレナリン エンドルフィン オキシトシン
↓	
授　乳 ←	プロラクチン オキシトシン エンドルフィン

図5

早期母子接触の大切さ

　赤ちゃんとお母さんはできるだけ離すべきではありません。二つの原因で絆はつくられるといいました。二つ目は母子の早期接触による母子相互作用です。お母さんが赤ちゃんをしっかり抱いて目と目を合わせ、声かけをしてあげる。これらの行為が二人の間の愛着と信頼を確実なものにしていきます。オキシトシンやプロラクチンも肌と肌を接触させているほうが出やすいのはたしかです。できるだけ早く肌と肌を接触させることで愛情ホルモンのオキシトシンが分泌されます。愛着、それは絆につながります。その原因物質はどんどん分泌させるべきです

から、同室でいつでもお母さんも赤ちゃんもお互いの存在を感じる環境をつくっておくことが大切なのです。

絆の感受期と早期母子接触

　絆の形成には"感受期"があります。出産直後にお母さんから赤ちゃんを離してしまうと母性行動に障害の発生する頻度が増えます。できるだけ早く赤ちゃんをお母さんに抱かせると、母子関係がよくなり母乳栄養もうまくいくことが分かっています。

　コンラッド・ロレンツの子ガモの研究（1973）やポワンドロン・ル・ネントル（1979）の羊の研究から、動物ではそれがはっきり証明されています。ロレンツは生まれてすぐの雛と親鳥の間に自分を割り込ませました。すると雛はロレンツを親と思い彼の後をずっと追いかけました。この刷り込みの研究は有名ですね。

　また、ネントルの実験では羊で仔羊を出生直後から4時間ほど親から分離すると半数の親が仔羊の面倒をみなくなりました。逆に分離せず2〜3日後に24時間分離しても元に戻すとすべての親が仔羊の面倒をみることが分かりました。

　人間の場合はこれほど明確ではありませんが、生まれた赤ちゃんをお母さんから離して新生児室に入れるのはよくないことはたしかなようです。図6は妊娠中、分娩・出産、産褥期の

絆の形成に影響する因子を表したものです。図にもありますが、前にいったように夫婦の関係も絆に影響します。

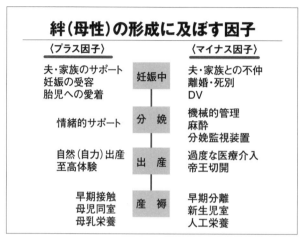

絆（母性）の形成に及ぼす因子

〈プラス因子〉		〈マイナス因子〉
夫・家族のサポート 妊娠の受容 胎児への愛着	妊娠中	夫・家族との不仲 離婚・死別 DV
情緒的サポート	分　娩	機械的管理 麻酔 分娩監視装置
自然（自力）出産 至高体験	出　産	過度な医療介入 帝王切開
早期接触 母児同室 母乳栄養	産　褥	早期分離 新生児室 人工栄養

図6

母と子の絆の形成のためのKLAUSの提言

医療関係者に五つの提言をしている

1. 分娩中doulaによる身体的・精神的支援を行う。
2. 出産直後新生児が正常であればすぐ母親と肌と肌の接触を行い、一時間半は母親から取り上げてはならない。
3. 鎮痛剤や硬膜外麻酔はできる限り避ける。
4. 新生児室を閉鎖し、母児同室を行うべきである。
5. 母親全員に生後一時間半以内に母乳哺育を開始し、UNICEFのBaby Friendly Hospital Initiativeを始めるべきである。

M. Klaus

図7

絆の研究の第一人者のクラウスはお産に関わる医療従事者に大切な五つの提言をしています。

　図7にある五つの項目を満たすお産があるとすれば、できる限り医療介入をしない自然なお産がそれにあたると思います。

母乳と絆

　生まれてすぐの赤ちゃんを裸で裸のお母さんのお腹の上に乗せると、30〜60分ぐらいで赤ちゃんはよじ登ってお母さんの胸にたどり着き乳首を含みます。明るく騒がしいと時間がかかり、静かで薄暗いと短時間にそれができます。

　また生後1時間以内に授乳すると母乳保育が順調にいくといわれています。いろいろな理由で母乳が与えられないこともありますが、それをもって思い悩むことはありません。ミルクが悪いということではないのです。大切なことはお母さんがしっかり赤ちゃんを胸に抱くこと、そして目を見ながらおっぱいを飲ませることです。この行動こそがお母さんと赤ちゃんの一体感を生み、愛情と信頼が育まれるのです。

　ホルモンの働きとしては、赤ちゃんが乳首を吸うことでプロラクチンやオキシトシンが分泌され、2〜3日目ぐらいにやっと母乳の分泌が順調に始まります。それまでは赤ちゃんは頻回におっぱいを欲しがるし、睡眠不足のお母さんは疲れ果ててブルーになることもよくあります。3日目ぐらいから状況は一変

して赤ちゃんもお母さんもよく眠れるようになって赤ちゃんも
泣かなくなります。

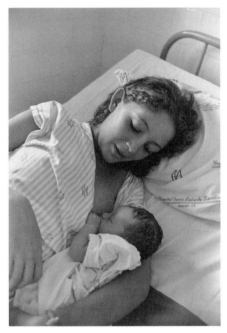

photo/Sakae kikuchi

それまでに心配になってミルクを足してしまうと母乳はうま
く出なくなります。母乳は赤ちゃんが欲しがったときに時間に
関係なく飲ませるのが原則で、そのために赤ちゃんはお母さん
の横にいつも置いてあげなければならないのです。

1900年ぐらいに、1日の授乳回数を6回が一番いいといっ

た医師がいて、その後長い間それがまもられてきた経緯がありますが、これは母乳栄養にとって一番大きな間違いだったかもしれません。母乳は時間で出るのではなく、それよりも赤ちゃんが欲しがって、赤ちゃんが吸ってくれると出てくるようにできています。それがないままに時間で、となると「この時間にちゃんと出ないから、ミルクをつくらなければ栄養が足りない」となってしまうのです。赤ちゃんが欲しがったときには頻回に母乳を与えましょう。それでもどうしても足りなかったら、水分を足せばいいのであって、すぐにミルクを与えると母乳は出なくなります。

　いまでも赤ちゃんは新生児室に入れお母さんは3時間おきに手を消毒し、マスクやガウン、帽子まで着けて授乳させているところがありますが、母乳をうまく出すためには赤ちゃんが欲しがったときに時間に関係なく飲ませるのが絶対的なルールです。

　産まれた子どもが未熟児だったため、すぐに保育器に連れていかれてしまったというお母さんは次のように話します。時間になると自分の子どもを抱っこするために白衣を着て、手袋をしてマスクをして授乳をしたそうです。そんなことをしているうちに、乳房がはらなくなったといいます。いろいろな理由はもちろんあるでしょうが、その一つは赤ちゃん側からの要求が、母親に伝わりにくかったからだと思います。それほど、母親と赤ちゃんの距離は絆と密接な関係にあります。管理しやすいな

どといった医療従事者の都合によって切り離してはいけないのです。

少し前に話しましたが、匂いも重要なファクター。赤ちゃんはお母さんの匂いを記憶しているので、不潔でさえなければ、白衣などを羽織る必要もありません。

UNICEF は母乳育児を成功させるための 10 か条をつくっています。非常に役に立つのでぜひ実践して欲しいと思います。

UNICEF の 10 か条

1）母乳育児の方針を文書ですべての医療に関わる人に常に知らせる。

2）すべての医療従事者に母乳育児をするために必要な知識と技術を教える。

3）すべての妊婦に母乳育児の良い点とその方法をよく知らせる。

4）母親が分娩後、30 分以内に母乳を飲ませられるように援助する。

5）母親に母乳の指導を充分にし、もし赤ちゃんから離れることがあっても、母乳の分泌を維持する方法を母親に教える。

6）医学的な必要がないのに母乳以外のもの、水分、糖水、人工乳を与えない。

7）母子同室にすること。24 時間一緒にいられるようにすること。

8）赤ちゃんが欲しがるとき欲しがるままに授乳をすすめる。

9）母乳を飲んでいる赤ちゃんにゴムの乳首やおしゃぶりを
与えない。

10）母乳育児のための支援グループをつくって援助し、退院
する母親に紹介する。

日本にも山内の３.５か条がありますが基本は同じです。母
乳がミルクより有利な点として次のようなことがあげられます。

1）お母さんがそれまで獲得した細菌やウイルスに対する免
疫グロブリンは母乳、特に初乳に含まれていて赤ちゃん
を病気からまもります。

2）腸内細菌叢は母子接触の最初に決定され、赤ちゃんの体
にいい菌が育ち、胃腸や呼吸器・中耳の感染症を防ぎま
す。

3）乳首を吸うことでオキシトシンやプロラクチンが出て、
母乳がうまく出るのと同時に母子相互作用によって絆が
うまく形成されます。

4）母乳特に初乳の成分は脂肪分が多く緩下剤として働き、
胎便が早く出て黄疸の予防的効果がある。

5）一般的にアトピーやアレルギーが出にくいといわれてい
ます。

いずれも大切なことばかりです。

ウガンダの「笑う赤ちゃん」という話をご存じでしょうか。
ウガンダではお母さんは生まれてすぐ赤ちゃんと一緒にいます。

その方法はクビから抱っこひも（ベビースリング）をかけてその中に入れているのです。いつでもお互いの表情や体温、匂いを感じられる環境といえます。お母さんとの接触時間が長いからか、成長が早いといわれています。その赤ちゃんは袋の中に、ほとんど裸で入っています。オッパイもおしっこもうんちも、お母さんは赤ちゃんが何をして欲しいのか、赤ちゃんが泣く前に分かります。成長は早くて、お座りもハイハイも随分早くからできるようになります。そして非常によく笑うのです。ところが、4歳になるとウガンダのタブーに従って母親と子どもは離されて、教育されるようになるのです。すると途端に成長が鈍化してしまう……。まさに親子の密着度が幼い頃の成長には欠かせない、ということの証明のようです。

絆と父親

　母親と赤ちゃんの絆について話してきました。赤ちゃんはお母さんのお腹の中で、お母さんの体の一部から栄養を得て、まさに一心同体で1年近く一緒に暮らします。絆については、それだけを考えても、濃密になることはすぐに理解できるはずです。でも、赤ちゃんの細胞の半分はお父さんの遺伝子から受け継いでいます。父親との絆も、必要です。ただし、母と子の絆とは少し異なりそのためには努力が必要なことは間違いありません。

1963年、梓みちよが歌った「こんにちは赤ちゃん」は大ヒットでレコード大賞まで取りました。実はこの歌は、待ちに待った赤ちゃんが生まれて感動した中村八大が緊張のあまり赤ちゃんに最敬礼をして「私が中村八大です」と言ったのを見て、親友の永六輔が感動して「こんにちは　赤ちゃん　私がパパよ」という詩をつくってプレゼントしました。

　梓みちよが歌うことになって急遽、パパがママに変わったそうです。ママをパパに置き換えてみるとお父さんの赤ちゃんに対する心情がひしひしと伝わってきます。

　赤ちゃんにとってお父さんはどのような役割を持つのでしょうか。一般的に赤ちゃんはお母さんと絆をつくりお父さんとはつくらないなどといわれてきました。しかし実際にはお父さんも赤ちゃんと絆をつくり家族をつくります。そして赤ちゃんの成長に大きい役割を果たしています。現代ではお父さんと子どもが絆を築かない、などという人はいないでしょう。でも、ちょっと前までは父親と子どもの絆に対して懐疑的な声が多かったのが事実なのです。

　30年ほど前にオタワに新しい周産期センターができて見学に行ったことがあります。そのとき "philosophy of perinatal care"（周産期ケアの原則）という小冊子をもらいました。そこには"周産期のケアを行うためには、お母さんに赤ちゃんのケアを教えるとともにお父さんにお母さんと赤ちゃんのケアができるように教育をしなければならない、と書いてありました。

それを読んで"目から鱗"のようなショックを受けたことを思い出します。実は、その頃まで日本では子どもとの絆は主に母親で、男は立ち入らないくらいの話がまことしやかに信じられていたのです。いま問題になっている、育児の女性によるワンオペ（子育ての負担がすべて母親だけにかかる状態。ワンオペレーション）が当たり前でした。

　お父さんは自分のお腹で赤ちゃんを育てるわけではありませんが、妊娠前から妊娠中もお母さんを身体的にも精神的にも支えてお産に臨みます。また、同時に極めて生産性がたかまり経済力を得ようとします。これは生まれてくる子どもと母親を経済的に安定させようとするあらわれです。

　お父さんにも出産後、できるだけ早く赤ちゃんとの接触を図るべきで、お産に立ち会った、またはできるだけ早く赤ちゃんと接触したお父さんは我が子を「素晴らしい赤ちゃん」と感じ赤ちゃんに引きつけられてしまいます。このような感情を「のめり込み」（engrossment）と呼ぶことがあります。

　お父さんはまた、お母さんが自分の赤ちゃんに没頭できるように外部からの干渉を調節する役割を果たすこともあります。お母さんが疲れているとき、赤ちゃんとの関係がうまくできつつあるとき、外部からの邪魔を絶ってお母さんと赤ちゃんをまもろうとします。

　これも家族の絆をまもっていくのに大事な意味を持っています。

　最初の子どもの生まれる瞬間には、廊下で待っていたという

お父さんが、二番目の子どものときには進んで立ち会い出産を選んだそうです。生まれた我が子を抱く妻を見て、「ありがとう、ありがとう」と泣きながら感謝の言葉を繰り返し、妻の胸にいる我が子と妻をそのまま抱きしめたといいます。そのお父さんは「産めることなら、自分が産みたい」と言い出すほどだったとか。

　それ以来、進んで家事や子育てに参加するようになってくれたといいます。

　「出産を一緒に体験することによって、夫がお父さんとしての自覚をさらに強くして、その瞬間から、妻である私だけじゃなく、子どもたちとの絆も強く結ぼうとしてくれていることが分かりました。安心して、夫についていくことができます。

　いまでは上の子と下の子が、お父さんのことを取り合ってます。仕事で疲れているでしょうけど、彼自身が『子どもと遊んでいると、それだけで疲れはとれるから』と言ってます。本当に、立ち会い出産にしてよかったと思っています」

　父親と子どもの絆は、結果、夫婦の絆にもなり、家族全体がまぁるくなるのです。

　絆、大災害などが起こるとよく耳にする言葉です。この25年間にたくさん耳に、そして目にしたでしょう。それらを見ると、後天的な感情の問題だと感じることのほうが多いでしょう。しかし、本来は母子には生まれる前から「絆」が形成されるようになっていて、その後の絆、人と人の絆、人と地球の絆は母

と子の絆が原型になります。

　一方、父親の絆はそれに比べるととても希薄。そのために、意識をして父親にならなければいけないのでしょう。ただ、夫婦としての絆がしっかりしていれば、父子の絆も築けます。かわいい我が子のため、とても大切なことなのです。

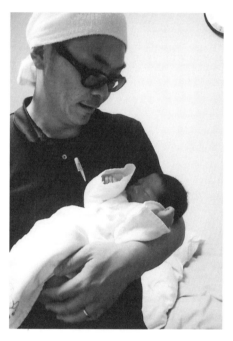

第6章
お産の安全性

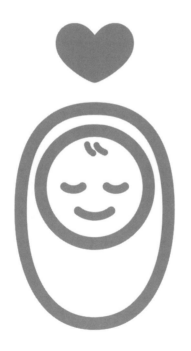

誰のための安全なお産なの？

　勿論お産では安全であることは非常に大事です。また快適であることも大切なことです。でもそれを簡単に帝王切開で切って出せばいいとか、無痛分娩で痛みを取ればいいとか短絡的に考えるのは間違っていると思います。

　いまの、いわゆる近代的な病院分娩は産む人の「自分で産む力」を弱め、医者や助産師に頼らざるをえなくしています。お産で女性しか味わえない産む“喜び”“感激”“達成感”、ときには“至高体験”を奪い、その後の最も大切な母と子の間にできるべき“絆”の形成すら壊してしまいます。

　M. H. クラウスはその著書『親と子のきずな』の中で次のように語っています。

　「この研究中に私たちが特に眼をみはったことは、妊娠、陣痛、出産、早期産褥期と経過していくとき、素晴らしい自然の過程がいかに豊かに働いているかということである。私たちが印象づけられたことは、ハイリスクな母親や新生児に恩恵を与えてきた小児科学や産科学の進歩は、健常な母親、父親、新生児に見られる生理的過程を破壊、否定してきたことである」

　これは何を意味しているのでしょうか。絆ができるために自然が出産中やお産の後、いかに素晴らしいシステムを与えてい

るのか、と同時に医療の進歩はいままで救われることのなかった難しいハイリスクな母親や新生児が、小児科学や産科学の進歩によって無事に生まれ、育つという恩恵をもたらしました。

　しかし、反面、正常なお産にもそのような医療技術が導入されてお産はすべて医学的にコントロールされるべきものであると、いつしか思われるようになってきたのです。そこはすでに恩恵とは関係ない分野です。むしろそれらの介入によって自然が人間にも他の動物にも与えているお産で最も大切な母と子の絆の形成というシステム、つまり母親や父親、新生児に見られる"絆"ができる生理的過程を破壊、否定する結果になってしまったということでしょう。

　どのように些細な医療介入も、自然なお産の中で母親が得る母性意識、我が子に対する愛情、新生児が母親と築く絆、父親も母と子に対する愛情やまもっていく力を弱めてしまいます。クラウスは、自然が実に巧妙につくった母と子にとって大切なシステムが、医学の進歩とつかい方の間違い、つまり医療の介入が破壊してしまう怖さをいっています。

　こう考えてみると、いいお産とは安全性には十分配慮しながら、自然なお産の流れを壊さないように、必要のない医療介入を徹底的に避けることから始まるようです。

WHO のプロジェクト

WHO は 1987 年から正常なお産において安全に母親になるためのプロジェクトを発足させました。

「安全に母親になる safe motherhood プロジェクト」です。

このプロジェクトの基本的な理念は「正常な出産の自然の過程を妨害するためにはそのための確固とした理由がなければならない」というものです。

必要のない医療技術が簡単にルーチン・ワークとして正常なお産に導入されることの危険性にまず注意を促しています。

そのために EBM（Evidence Based Medicine）、医学的事実に基づいた医療が必要だといっています。

また、WHO は安全に母親になるために二つのことが重要であるともいっています。

1）社会保障面の整備

2）医療そのものの改革

です。

1）は、経済的な理由から敢えてリスクを冒さなければならない妊産婦にもっと社会的援助をしなければいけないというものです。

2）は、そのために WHO は EBM に基づいて "WHO の正

常なケア59カ条"を出版しました。これと前後してイギリスのコクラン・コラボレーションは同じ趣旨から、妊娠・出産ケアガイド（安全で有効な産科管理）を刊行しますが、こちらは1500ページを超える膨大なもので、イエイン・チャーマーズが20年かかって集めた周産期医療の対象試験（controlled trial）のデータをMEDLINEデータベースをつかって分析し発表したものです。

WHOは出産のケア59項目を四つのカテゴリーに分類しています。
A）明らかに有効で役に立つ推奨されるべきこと
B）明らかに害があるので止めるべきこと
C）十分な確証がないのでまだはっきり勧められないこと
D）しばしば不適切につかわれたりしばしば不適切に実施されること

私たちが日常的によく行う医療行為の評価は次のようなものです。

予防的血管確保、分娩中、出産時の仰臥位（仰向け）…… B
鎮痛剤の投与、硬膜外麻酔による無痛分娩、持続的分娩監視装置　帝王切開、分娩開始後経口摂取を止める …… D
それに対して
A）に入るものは

「プライバシーをまもること、情緒的支援、断続的な心音聴取による胎児管理、出産中自由に動けること、仰向け以外の姿勢を勧めること」になっています。

分娩時の姿勢は別のところで詳しく述べます。

"安全性"という点からよくとられる処置として、

①分娩時お母さんの経口摂取を止める

②出血に備えて血管を確保する

③持続的な分娩監視装置の使用

④鉗子、吸引分娩の多用

⑤帝王切開の多用

などがありますが、いずれもWHOのカテゴリーBやDになっています。

特に帝王切開はこの10〜15年ぐらいの間に急激に増えてきました。いろいろな要因がありますが、一番大きい要因は医療訴訟の増加でしょう。

私の患者（？）で一人目普通分娩、二人目帝王切開で、一人目の子どもには愛情を感じるが二人目には感じられないで虐待を繰り返す人がいて、その人はこのままでは二人目の子どもをいつかは殺してしまうのではないか、と恐れて何回も自殺未遂をしました。その人とは今も交流があります。

最近では産む人が最初から帝王切開を希望することがあると聞くことがあります。主治医の先生はお産をどのように考え、

その人に伝えているのか理解に苦しみます。大切なことなので帝王切開の問題点を考えてみたいと思います。

帝王切開

　早いお産が安産!!　という間違った理解のために必要のない医療処置が数々行われています。

　必要のないオキシトシンによる誘発や促進、人工破膜、クリステル圧出法、吸引、鉗子分娩、帝王切開もその一つです。

　24時間365日お産に拘束されて、疲れはてて医療事故に怯えている医師ほど何か医療介入しないと、そしてお産が早く終わらないと落ち着かないのです。経験の少ない助産師ほどあまり効果のない指導を熱心にやろうとします。何かしないといけないと思ってしまうからです。

　いずれも産む人を出産の主人公の座から降ろして、自分たちがその役割を演じます。自分たちがいなければお産はうまくいかなかったと、間違ったイメージを与えます。帝王切開もその例にもれないことがあります。本来は危険な赤ちゃんやお母さんを助ける重要な手術であることはたしかです。しかしその頻度は国によって大きく異なります。それでも、一般的には、5〜15％ぐらいといわれていますが、日本やアメリカでは25〜30％。どうやら30％を近々超えるほどの勢いです。

　ブラジルやペルーではもっと高く80％近くになるといわれ

ています。ブラジルなどではそれがステイタスと考えているところもあり、一概に医療水準を表しているとはいえませんが、コクラン・コラボレーションは、7％を超える帝王切開は、患者のためというより医者や病院のために行われているのではないかと考えています。帝王切開率はその国のお産に対する考え方、医療形態、医療訴訟などによって差が出るものと思います。しかし同じ国で帝王切開率にあまり大きい差があるときは、その施設のお産に対する考え方が正しいかどうか検討する必要があるでしょう。

　一般的には前置胎盤、常位胎盤早期剥離、骨盤位、臍帯脱出などが医学的適応ですが児心音の異常や分娩停止、分娩遷延_{せんえん}などその基準が明確でないものもあり、医師の主観的な判断に任されています。

　帝王切開はまるで万能のように語られますが、100％安全な手術でもありません。

　麻酔による事故、麻酔薬の影響、帝王切開児症候群など母体死亡率も経腟分娩より高く、新生児の状態も悪いことがあります。しかも最近では一度帝王切開をすれば二回目以降も手術をする病院がほとんどで、下からの自然なお産（VBAC）をやっているところは僅かです。だから特に一回目の帝王切開を決めるときは慎重に判断しなければなりません。

　特に帝王切開は産まれてから一番大切な時間である1.5〜2時間、赤ちゃんはお母さんから離されて新生児室に入れられてしまうことが多く、お母さんと赤ちゃんにとって一番大切な絆

を形成する時間が失われてしまいます。帝王切開が選択される場合には産後すぐ母の胸に抱き、その後お母さんの処置が終わるまで、父親が赤ちゃんを抱いていられるようにするなどの配慮が必要です。

ジョセフ・チルトン・ピアスは彼の「マジカルチャイルド育児法」の中で、いま子どもに起こっている種々の問題、自閉症、虐待、いじめ、不登校、自殺などの原因は一つひとつばらばらにあるのではなく、一つの要因にまとめられる。それが絆の形成だといっていますが、同感です。

図8はアメリカの有名な産科の教科書 Williams から引用したアメリカの帝王切開の年次推移ですが、帝王切開は年々増加しています。1995年アメリカの産婦人科学会の会長になったフリゴレットも「高い帝王切開率など高い医学的介入率はアメリカの恥である。もっと科学的根拠に基づいた医療が行われるべきである」といっていろいろな改革を行いましたがあまり実

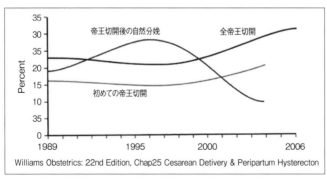

図8　アメリカの帝王切開率

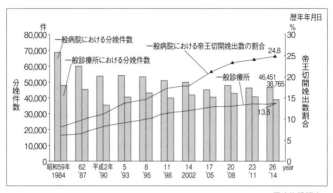

医療施設調査

図9 分娩件数は減少傾向である一方、帝王切開手術の割合は増加傾向

2-10 医療機関における分娩件数と帝王切開手術割合の年次推移（厚生労働省）－昭和59年～平成26年－

効は上がっていません。年を追うごとに帝王切開率は増加しています。

　図9は日本における最新の帝王切開率の年次推移ですが、アメリカの後を追うように増加し続けています。

　図10は当院の帝王切開率ですが開業してから28年間で分娩総数は15542例で帝王切開は508例、3.3％でした。この中で大きい事故はありません。

　勿論最近では産む人が最初から手術を選んだり、経済的理由などで帝王切開が選ばれることもあります。いずれにせよ"絆"の形成のためにM. H. クラウスが提案した五つの提案は帝王切開では満たされません。帝王切開を経験した人の話を聞いても緊急で帝王切開が決まったときも十分納得できる説明がされて

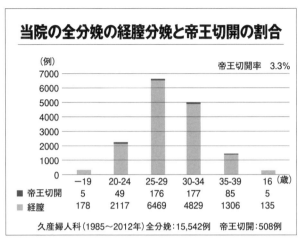

図10

		-19	20-24	25-29	30-34	35-39	16(歳)
■	帝王切開	5	49	176	177	85	5
	経膣	178	2117	6469	4829	1306	135

久産婦人科(1985〜2012年)全分娩:15,542例　帝王切開:508例

いることが少なく、不満や不全感を持ち続けているお母さんが多いように思います。特に赤ちゃんがそのまま NICU に入ったときは、ほとんど接触なしにお母さんは退院してしまい絆の形成はうまくいかないことが起こります。ですから、帝王切開をしたお母さんと赤ちゃんは、できるだけ離さないように注意してしっかり接触できるようにし、積極的に母乳育児を勧めるようにすべきだと考えます。

私はなぜ開業したのか

私は大学を卒業して産科を選んでから「いいお産とは何か」

「どうすればお母さんと赤ちゃんにいいお産を体験してもらえるのか」を考えてきました。大学では多くの内科合併症の母子管理をし、大阪府立母子センターでは他府県からの搬送も受け入れて、主に産科的ハイリスクの母子を沢山見てきました。

　その当時は日本中でいまのような周産期センターはほとんどなく、大阪でも五つの大学や大病院が沢山あったのですが、重症なハイリスクのお産が発生してもどこも受け入れることのできない状態で、毎年多くの妊産婦や未熟児などが亡くなっていました。

　そのためそのようなハイリスクな妊産婦や赤ちゃんを受け入れるセンターの必要性が行政にも認識され、オイルショックなど紆余曲折を経て大阪に周産期センターの建設準備室ができ、大阪府の要請で２年間建設の準備に携わりました。センターが開設してから周産期第一部（産科）の部長として近隣の県からも患者を受け入れ、それまで大阪府では年間40人あった妊産婦死亡が10人に減り、多くの新生児も助かるようになったのです。目に見える成果もあり、自分の仕事に満足しながら昼夜を問わず働いていました。

　しかし４〜５年して、その中に虐待のケースがあることを知り大きなショックを受けました。調べてみるとほとんどが他院からの搬送例でしかも緊急帝王切開例で、帝王切開やその後の母子の分離がいかに母と子の関係を壊しているか知らされた思いでした。

　それとともに「このような大きなセンターではなく一般の医

療機関で母子がどのように扱われているか」また「そのような医療機関でどうすればいいお産を提供できるのか」を知りたいと思うようになりました。そこで、自分でやってみようと考えたのです。

　一人ひとり違うお産にどこまで向き合っていけるか、という不安もありましたが、それでもやってみなければ何も始まりません。とにかく、できるところまではやってみようと思い奈良の田舎で1985年7月に開業しました。

　最初の一番大きな目標はどこまで帝王切開を減らし母子の分離を減らせるかということでした。

　結果だけをいうと、1985年から第一線を退いた2012年28年間の総分娩数15542例、うち帝王切開が508例（3.3％）でした。VBACは60％、骨盤位の外回転成功率90％、残りの10％の内5％は骨盤位娩出術、5％は帝王切開で生まれています。

　帝王切開になった場合にも生まれた赤ちゃんはすぐにお母さんに抱いてもらい、おっぱいを欲しがるときは手術中でも授乳して、術後はそのままお母さんのベッドで横においてお母さんとの分離をしないようにしました。

　不妊治療後の分娩も区別せず、高齢出産の人もしっかり運動を勧めて、できるだけ経腟分娩を

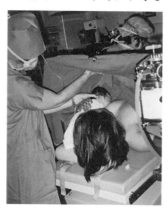

試みました。体重管理は13kgを超えないようにかなり厳しく指導しました。

　お産直前まで自由に動き、しっかり運動をする。夫や実母の付き添いを勧める。分娩室は薄暗く、静かにする、必要以上の声かけはしない。生まれた赤ちゃんは清拭後裸のお母さんに抱いてもらう。鼻孔口腔の吸引はしない。30分ぐらいで母乳を吸わせる。勿論剃毛や会陰切開はしない。水中出産、フリースタイル出産など産婦の希望に沿って、可能な限り、自然出産（経腟出産）とその後の母子同室、母児同床を勧めました。

　病院全体で母乳栄養にも取り組みました。母乳率は80％ぐらいではないでしょうか。このような取り組みの中で私自身が学んだことは、

1）自然出産の素晴らしさ
2）医療介入はどれほど小さい介入でも自然分娩の流れを乱す
3）早期の母児接触と、母乳栄養の重要性。母子の分離は可能な限り避ける
4）3日目ぐらいの postpartum blues や産後うつに注意をしながらお母さんを見ていく

などです。

　正確な比較対象は取れなかったのですが、お母さん方は産むことに大きな喜びを感じ、育児を楽しんでいたように思います。

第 7 章
強い絆を結ぶお産の形
をみつけよう

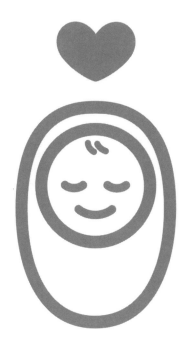

お産の痛みについて

　お産はひどく痛いものといわれます。しかしその痛みは絶対的なものではなく、positive pain ともいわれます。これは外傷などの痛みとは性格の異なる有益性のある痛みということです。また、自律訓練法で有名なリードは「分娩に対する恐怖心が不安を増強し、不安が痛みを強くするという悪循環が起こってしまう。この悪循環をどこかで断ち切る訓練をすると痛みが楽になる」といっています。

　痛みは絶対的なものではなく、その国の文化によって左右されるようです。マルセル・ジーパーの研究によると、例えばオーストラリア原住民やウガンダでは、お産の直前までは日常と同じ仕事をしています。赤ちゃんが出そうになると部族を離れて一人になり赤ちゃんを産む。子どもが生まれると胸に抱いて部族の元に帰る。これに要す時間は 20 分から 60 分で、再び日常の生活を再開します。パール・バックの長編小説『大地』の中にも、中国の農村で同じようなお産の場面が描かれています。

　ですから鎮痛剤のつかわれ方も例えばオランダでは 5 ％、デンマークでは 70 ～ 80％と差があります。また、出産の環境にも左右されます。M. H. クラウスのいう doula がつくと鎮痛剤も硬膜外麻酔の使用も随分少なくなるのです。分娩時の姿勢も

大きく関係します。鉗子が導入されたのは1800年代で、この頃から仰臥位がよくつかわれるようになっています。その歴史はかなり古いものです。砕石位分娩は1824年にデュイーズが提唱しましたが、問題が多いと批判されました。仰臥位低血圧で心音が落ち、痛みも増します。

　1894年、ラスクは「分娩第2期の体位は産婦の意のままにすべきである」といい、ハワードは「現在でも大多数の人間はしゃがんだ姿勢かその変形した姿勢で生理学的に生まれてくる」と話しています。彼は仰臥位（仰向けの姿勢）が非生理的だとしています。

　ナロルは1961年、分娩体位について「文明社会より未開社会のほうが文化に多様性がある」としました。76ある非西欧社会中62が上体を起こした姿勢、そのうち21は膝位、15は蹲踞（しゃがむ）、5は立位、19は座位でした。未開社会では自分の一番楽な姿勢をとっています。ミシシッピー大学のニュウトンは貧しくて鎮痛剤をつかえない産婦は上体を起こして解決しているといっています。

　WHOも分娩第1期や2期に仰臥位を取らせるのは危険だと発表しています。この姿勢では、データ面で見ても確実に鎮痛剤や麻酔の使用頻度が増えてきます。また、本来必要のない医学的処置や帝王切開が必要になります。

　極端かもしれませんが、ピアスは皮肉を込めて次のように

言っています。

「医学関係者は自然なものにすべて反対している。自然はお金も払ってくれない専門家も必要としない。出産とはいまもこれからも危険で難しく苦しく、混乱した、あくまでも神秘的で理解をはるかに超えたものであり続けるべきものだ。もしそんな自然出産などという考え方が定着すれば、どうやって医療技術の試練を潜り抜け、不自然な姿勢を取らせ母子ともに辱めと冒瀆に甘んじさせ、夫連中に財布をはたかせ続けるほど、女性を十分怯えさせることができるのか」

随分乱暴な発言ですが考えさせられるところも少しあります。

また、ウィリアム・ウィンドルは、アメリカの周産期医療の二つの疑問として

1）投薬と麻酔

2）出産後すぐに臍帯を断ち切る習慣

といっています。

私は産痛に関しては、人間の体に仕組まれたシステムをつかえば、十分乗り切れるものだと思います。doula のような精神的・身体的にも産婦を支える人が付き添って不安を取ってあげるときには、オキシトシンそのものに痛みの閾値を上げる働きがあり、同時に脳内麻薬と呼ばれるエンドルフィンが働いてお母さんを痛みからまもる働きをします。自然出産では、赤ちゃんが生まれる直前になるとお母さんの意識の変性（inner trip）が起こり、痛みの閾値が上がるのです。そのため、お母さんは

体の要求に応じた自然な呼吸やいきみで自分の力で赤ちゃんを産むことができます。オーガズミック分娩という言葉があるくらい、出産時にオーガズムを感じる人もいるようです。ただしこれは自然な状態にお母さんを置いて、外からの刺激でお母さんの意識が働かないような環境の下でないと起こりません。

　産痛の向こうには「女性のみが体験できる産む喜びや感動」「人格をも変える至高体験」があると思っています。お産は山登りに似ています。苦しい思いで自分の力で山頂に立ったときの感動は、ヘリコプターや車で山頂に立つ感じとは全く異質なものだと思いますが、皆さんはどう思われますか。

無痛分娩について

　産痛に対してよく行われるのが無痛分娩です。ここで簡単に触れておきます。

　お産は痛いものと考えられている国では麻酔がよくつかわれます。麻酔には

　　１）経口の鎮痛剤、麻薬

　　２）静脈麻酔

　　３）吸入麻酔（笑気、ペントレン、その他）

　　４）局所浸潤麻酔（傍経管麻酔、陰部神経麻酔）

　　５）硬膜外麻酔

などがあり薬剤をつかわない「和通法」としては、水中分娩、

鍼灸、催眠法、自律訓練法、呼吸法、などがあります。無痛分娩に使用される薬剤は内服薬も吸入薬も局所麻酔薬も簡単に胎盤を通過するので、薬の特性をよく理解しておく必要があります。

　薬をつかわない和痛法で最もよく行われているのは水中分娩でしょう。これについては後で述べます。

　胎盤を通過した薬剤は、お母さんと赤ちゃんの両方の意識レベルを落とします。「絆」の形成に一番大切な時期、生まれたときの quiet alert と呼ばれる意識の極めて鮮明でお互いの情報をしっかり把握する時期の働きができなくなってしまうのです。だから、絆の形成には極めて不利な状態になります。フィリップ・R・ブラマージュ（1987）は産科麻酔につかう局所麻酔薬としての条件を、次のように述べていますがこのような麻酔剤はないと考えたほうがいいでしょう。

　1）有効に痛みを抑えること
　2）母体に安全であること
　3）陣痛を弱めないこと（Power）
　4）産道に影響しない（Passege）
　5）胎児を抑制しない（Passenger）

　また、吸入麻酔剤や静脈麻酔剤はすぐに胎児に移行して胎児を抑制します。そのため最近では硬膜外麻酔が一般に世界中でよくつかわれています。

硬膜外麻酔

　最近硬膜外麻酔による事故が話題になっていますが、私の恩師である大阪大麻酔科教授の故恩地先生がよくいわれたことは「小手術はあっても小麻酔はない」でした。加えて麻酔事故の80％は予防できる、という言葉です。麻酔であればどんな麻酔にもリスクがあるので、それに対応できる体勢で臨まなくてはいけないという戒めでした。

　一般的には硬膜外麻酔は、腰椎の3-4の間からカテーテルを硬膜外腔に挿入し、局所麻酔剤を注入して痛みを取るものです。痛みの伝道路は2系列あるため、私はこれと仙骨麻酔を併用してやっていました。しかし仙骨麻酔は手技が難しいこともあって普通は腰部の single method が用いられています。硬膜外麻酔は一番母子に対する影響が少ないとはいわれていますが、全くないわけではありません。

　例えばよくある合併症には、

　1）硬膜外膿瘍、血腫

　2）全脊椎麻酔

　3）微弱陣痛、遷延分娩

　4）廻旋異常、帝王切開の増加、吸引分娩、鉗子分娩の増加

　5）母子の発熱（38.5度を超える）

　6）局麻中毒、アナフィラキシー

7）神経損傷

などが見られます。中でも全脊椎麻酔は頻度も高く呼吸管理
ができる体制が必要になります。

無痛分娩の副作用

一番大きい問題は、母子の絆の形成に及ぼす影響でしょう。
赤ちゃんがお母さんの、お母さんが赤ちゃんの情報を鮮明な意
識で認識することが、絆の形成に欠かすことができません。そ
れと私が硬膜外麻酔による無痛分娩を止めた理由の一つは、母
性行動を悪くすることです。麻酔科の先生は無事にお産が終わ
ればそれでおしまいですが、私たち産科医はその後の母子の関
係を見ていきます。麻酔下で産んだお母さんの母性行動が、明
らかに悪いことに気づいて硬膜外麻酔による分娩を止めました。
その後、文献を調べる中でいろいろな問題があることが分かり
ました。

その一部を紹介します。

動物実験では、マレー（1920）が研究をしたようにクロロホ
ルムとエーテルの全身麻酔で産んだ羊は、子どもの育児をしま
せん。

また、クラビエル D、ポワンドロン P（1987）も、硬膜外麻
酔で出産した羊は同様に全例育児を放棄すると報告しました。

長期的な影響についての研究としては

１）分娩時の薬物と青年期の薬物依存……ヤコブソン　B
　　（1987）

２）笑気麻酔とアンフェタミン中毒……ヤコブソン　B（1988）

３）無痛分娩と自閉症……服部稜子（1991）

４）青年期の暴力……レイン　A（1994）

などがあります。

　ですから無痛分娩を簡単に考えず、無痛分娩をするときは、これらの情報をどこまで伝えてインフォームド・コンセントとするか考える必要があります。勿論医学的に硬膜外麻酔が必要な人もいます。

　心疾患、喘息、子癇前症、パニック症候群などの人は痛みをうまくコントロールしてあげる必要があります。

　私は1968年から70年まで産科、70年から72年まで麻酔科で標榜医をとった後、産科に戻って産科診療グループをつくり、産科の一貫した管理と内科的ハイリスクの管理をやった経験があります。その傍ら硬膜外麻酔による無痛分娩を行いました。主として腰部硬膜外麻酔と仙骨麻酔のダブルカテーテル法を用いて、72年から74年まで約150例ほどの無痛分娩をしました。その間事故は幸いなかったのですが、不思議な現象に気づきました。無痛分娩のお母さんは明らかに母性行動が悪いのです。産痛と母性行動には何らかの関係があるのです。

水中出産について

　それに気づいて硬膜外麻酔を止めました。その後、薬をつか
わない和痛法として鍼麻酔や催眠術、呼吸法などを取り入れま
したが、満足できるものはなく、開業してからM・オダンな
どが勧める水中分娩に出会いました。最近水中出産に反対する
意見もあるようですが、私の約600例の経験から見れば、これ
ほど安全で出産に理想的な条件を満たすお産はないように思い
ます。

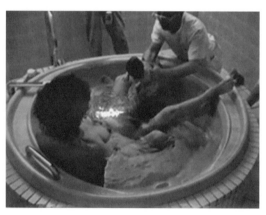

　当院で行っている水中出産の特徴をまとめました（図11）。
心音は水中出産用のドプラーでしっかりモニターしますが、ほ
とんど真っ暗な中でできるだけ静かに横で見まもるだけです。
　夫の立ち合いは約90％で一緒にプールに入り、お母さんが

楽な姿勢を取れるようにサポートします。医療介入はありません。本人の体が要求する呼吸、いきみだけで赤ちゃんを産みます。体に触れない（Non touch）でも会陰裂傷は、60.2％の産婦にありません。分娩台での38.9％に比べると裂傷の頻度は極めて少ないし、お母さんの疲労もあまりありません。赤ちゃんは子宮の中と同じ38.0度のお湯の中に生まれてきて、すぐにお母さんに抱いてもらえます。胎盤は剝離徴候があればプールから出てプールの外で娩出します。プールに入っている時間は大体1時間ぐらいです。

当院の水中出産の特徴

1. 完全にフリースタイル

2. non-touch 分娩

3. rapid emergence
   （産まれたらすぐお風呂から出してお母さんの胸へ）

4. 胎盤娩出はプール外

図11

　水中出産で注意することは図13で、これをまもっていれば何も心配することはありません。メリットは沢山ありますが（図12）、何よりも赤ちゃんには一番優しいお産といえるでしょう。またお母さんにとっても一切の医療介入をしないので自分の力で産んだという満足感が得られます。

この写真は当院で生まれた子どもたちで、全員水中出産ベビーです。

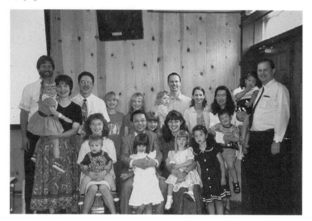

水中出産のメリット

　1. 主体的な出産
　2. 夫婦が一体となった出産
　3. 医療行為は最小限
　4. 水中では産婦は自由な体位をとれる
　5. 産婦は分娩に集中できる雰囲気である
　6. 鎮痛効果、鎮静効果が大きい
　7. 母児のアタッチメントがスムーズに行える
　8. 子どもに加わる侵襲が少ない

図 12

水中出産の注意

1. slow emergence
   (産まれたらしばらくお湯の中で泳がせお母さんの胸へ)

2. 胎盤娩出のタイミング

3. 児頭娩出時、空気との接触をさける

4. 児の安全体位をまもる

5. 水を毎回交換する

図13

column　　木村ジバさんからの手紙

　当院で四人の赤ちゃんを水中出産したイスラエルの木村ジバさんが、そのときの感想を手紙にしたためてくれました。ご本人の許可を得て、全文の翻訳をここに記します。

〈意訳〉
久先生診療所で水中出産をしました。

　私の妊娠初期に、私は（他院の）スイミングコースに登録しました。私とお腹の赤ちゃんにとって、それが一番いい方法で、リラックスもできて楽しいのではと考えたのです。そこで、パートナーである Masaki と一緒に参加しました。

　赤ちゃんが成長し、お腹が大きくなってきました。するとインストラクターやプールマネージャーはスイミングを続けるのは難しいと言い始めました。母体の私とお腹の中の赤ちゃんが危険であるというのです。私はそんなことはないと抗議しましたが、結局は希望を聞いてはもらえませんでした。
　同時期に私と同じ教室にいた方から、どこで出産をする予定なのか、と聞かれたのですが、私はまだそこまでは決めていなかったのです。すると、安全に水中出産をさせてくださる医師がいると教えてくれました。
　私は、もちろん私だけでなく、お腹の赤ちゃんのためにも、快適な出産をしたかったのです。この水中出産の話は、とても素敵な情報でした。そこで私はこの出産を実践している久先生に会いにいったのです。
　最初の面談ですぐにリラックスした気分になりました。検査は必要最低限のものだけで、体にも心にも負担はありません。

そして検査の理由と結果について説明がありました。各ステップには説明がついていて、私たちの質問にも答えてくれました。

うまく理解できないときには、久先生は私たちにビデオや書籍を日本語と英語で提供しました。

久先生は呼吸に取り組むために歌うグループに参加することを提案してくれました。私たちは参加は見送りましたが、出産のときの呼吸などについて、真剣に考えるきっかけとなりました。さらに先生は、体を動かすことのメリットを話してくれました。出産までの日々のことをいろいろ説明してくださり、それも納得するまで教えてくれたので、とても安心できました。

出産の日が来ました。

私たちは先生と話をして、クリニックに到着しました。

誕生までの間に約8時間。看護師たちはいつでも、私たちが連絡をすると来てくれました。久先生も何度も来てくれましたが、私の力や経過に任せてくださり、医療としての介入はほとんどありませんでした。自分で赤ちゃんをこの世界に生み出す感覚になりました。

はじめての出産です。

水中出産用のプールは、私と夫が一緒に入ってもちょうどいいほどの大きさで、暖かい感じでした。その中に入ると、体が包まれている感じで、体と心が落ち着いたのです。まるで撫でられたような優しい感覚です。

出産時、私は痛みから叫びました。久先生と看護師はそんな私をやさしく導いてくれました。それは叫び声を上げる私を落ち着かせ、学んだ呼吸をするように教えてくれたのです。まるでマジシャンのように、彼らは私のそばにいて、息の仕方を整えるように指示してくれました。久先生と看護師の存在は私に

安心感を与えてくれました。私は孤独にならずにいられたのです。

　私の長男 Lihi はプールの中で私の胸に抱きつきしばらく経ってから、夫が臍を切りました。
　出産後は Lihi と私は同じ部屋で過ごしました。出産から数時間後に私が経験した感情を表現することは難しいです。
　もちろん、久先生の励ましを受けて、私のパートナーはずっと一緒にいてくれることができました。出産後最初の時間に共有と愛着の感情が強くなります。具体的なことはいえませんが、それは確実に感じます。

　久先生の治療チームは、緊密な連携と見まもりがありましたが、それは決して負担になるものではありませんでした。不必要な検査はせずに包括的な検査のみ。手順などについては、言い渡すのではなくしっかり説明してくれて、さらに私のすべての質問に答えてくださいました。私の状況を完全に理解している。もちろん、食事も素晴らしい……。

　私は久先生の診療所で、三人の娘と一人の息子を産みました。
　いまでも冗談のように話すのですが、久先生に出会わなければ、私たちは四人もの子どもを授かっていなかったかもしれないと。出産は素晴らしい経験で、子育てはそれ以上だと感じています。

　久先生とスタッフに感謝します。

　私は今日、生理学的および行動学的な問題を抱えている様々な人々のための水中治療専門医として、また両親とともにベビーウォーターアクティビティインストラクターとして働いてます。

第8章

産科医療の反省と
これからのお産
──自然出産をするために必要なこと──

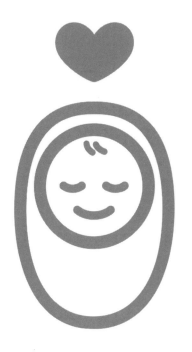

自然出産をするために

　自然出産の重要性を話してきましたが、ではどうすれば自然出産がうまくできるのでしょうか。

　体に備わった自分で産む力……自然がすべての動物に与えてくれた産む力をつかって産むのが自然出産です。自然は基本的に優しいのですが、自然を無視したり、自然に逆らうとときに怖い目にあいますし、お産は何の努力もせず、人任せでは難しいものなのです。

　私は三つのことが大切だと思っています。
　1）産む人が自然出産を大切だと本気で考えること
　2）医療者（産科医、助産師、看護師、など）が自然な出産の流れを大切に見まもり必要のない医療介入をしないこと
　3）お産の環境

産む人の意識

　産む人の意識がまず大事です。自然分娩がどんなに大事な意味を持っているか、いままで考えてきました。赤ちゃんは社会の宝、いや人類の宝です。そしてお産はすべての始まりです。

赤ちゃんがどのような人間に育っていくか、それはどのような
お産をするか、お母さんとどのような関係をつくるか、お父さ
んをはじめ周囲の人の温かい支援があるかによって決まってき
ます。

　お産の難易度は分娩の三要素によるといいました。

　①赤ちゃん

　②産道

　③陣痛

　の三つの力関係です。

　日本でもひと昔前に比べるといまの生活はあまり体をつかわ
なくなりました。逆に食べるものは山のようにあります。体を
つかわないで食べたいだけ食べていれば間違いなく産みにくい
体になります。運動と食事に注意して赤ちゃんを産める体をつ
くっていきましょう。

　昔の日本人はしゃがむことの多い生活でした。それが安産の
一つの要因だったともいわれています。私の統計では体重増加
が13kgを超えると医学的分娩になりやすいと思います。

　それといままでに手に入れた、怖い、嫌なお産の情報を捨て
ることです。お産で大切なことは頭をつかわないで、心を穏や
かに、できるだけリラックスしてお産を受け入れることです。

　そうすればいい陣痛になるでしょう。

医療者の考え

　この50年で医療技術は急速に進歩しました。お産のほとんどが施設での出産になり、病院分娩になりました。さらにハイリスクの母子を助けるために新しい医療技術が導入されてきたのです。病院でお産が行われるようになって、お産する人が半ば病人のように扱われるようになりました。正常と思われる人もいつ異常になるかもしれない人と考えられるようになったのです。

　それに輪をかけたのが医療訴訟の増加です。病院はともかく開業医は24時間365日拘束され精神的にも疲労困憊というのが現状です。開業助産師もよく似た状況でしょう。医療水準を保つためにつくられた学会のガイドラインも医師と患者との対立をなくし、患者と医師をまもり医療の質を保つためにつくられた「産科医療保障制度」も本来の役割を果たせず、医療者を精神的に追い込んでいます。

　しかし医療者の本来の仕事は、母と子に一番いいお産の体験を提供することであり、訴訟を恐れて不必要な医療介入をしたり、お産を早く終わらせることを目的にすべきではないでしょう。お産の主人公である"産む人"を精神的にも身体的にもサポートし、「新しい命が生まれる喜び」を本人や家族と共有する。医療者は、それを自身の喜びと感じられる職業だと思いま

す。

　自然分娩の大切さを誰よりもよく理解してそれを実践していくべきです。

分娩の環境

　三番目に重要なことは産む環境です。人間の脳は新しい脳（新皮質）と古い脳（脳幹部・大脳辺縁系）の二層構造になっています。セックスや出産など生殖に関係することは古い脳の働きでコントロールされています。新しい脳は文化を創造する働きや意思や感情をコントロールしていますが、同時に古い脳の働きを抑えています。ですから赤ちゃんを産む場所は新しい脳が働かないような、つまりストレスがない場所が理想です。M・オダンはこれを「男と女が愛し合うような場所」と表現しています。広過ぎる、明るい、騒がしい、臭い、寒い、大勢の人がいる、これらは産む人にどれもストレスを与えます。こんな場所ではなかなかお産は進みません。

　逆にプライバシーがまもられ静かで、暖かく、信頼できる人がいて、さらに自分を解放することのできる場所ではお産は早く進み、痛みも軽くなります。このような場所、そして一切の外からの本人の意識を働かせてしまうような刺激がないところでは、産む直前に意識の変性（inner trip）が起こり、オーガズムや至高体験を感じることもあります。産む人は外部のことに

一切意識がいかず体が要求するままにうまくいきんで赤ちゃん
を産めるのです。

産科医療の反省

　700万年にもなる人間の歴史の中で自然な動物の営みの中へ
医療が入り込んできたのはまだ100年かせいぜい200年ぐらい
でしょうか。でもその間にいまから振り返ってみていろいろ間
違ったこともあります。

　お産がベッドの上で行われるようになり、鉗子分娩が汎用さ
れるようになって、仰臥位がとられるようになりました。これ
がお産にはふさわしくない姿勢だということはWHOもいって
います。ある時期から赤ちゃんは無菌の状態に置くのがいいと
考えられるようになり、新生児室に隔離されました。授乳は4
時間ごとの授乳がしばらく続きました。初乳は不潔として捨て
られた時期もありました。ミルクが母乳よりいいとミルクで育
てたこともあります。

　いまはあまりにも急激な医療技術の進歩のため医療技術の介
入が問題です。WHOの勧告をもう一度見直す必要があります。
母親が自分の力では産めないもののようにしてしまって「鎮痛
剤や無痛分娩」「帝王切開の急増」など、これらが将来的に引
き起こす影響を私たちはいま真剣に考えるべき時期にいると思
います。

これからのいいお産のために

　人として生まれ、人として生きていく上で基本となるのは
"愛情"と"信頼"でしょう。母と子の愛情と信頼の関係"絆"
はその後のその子が結ぶ、人と人、人と地球の絆に発展してい
かねばなりません。そのためには医療の介入を抑え自然な出産
を大切にして愛情と信頼に満ちた母と子の関係ができるように
私たちはお産を見ていかないといけないでしょう。

　ルボワイエの言葉、クラウスの提言、WHO の勧告にもしっ
かり目を向けなければなりません。私は今後取り組むべき課題
としては次のようなことを考えています。

1）いいお産について産む人と医療者がもっと信頼できる正
　　確な情報を共有する必要があります。もし意見が異なる
　　ときには納得できるまで議論を尽くす必要があるでしょ
　　う。そしていいお産についてのコンセンサスをつくって
　　いく必要があります。産む側にも医療者側にもまだまだ
　　考えなければならないことがあるように思います。

2）もっと赤ちゃん（胎児、新生児）に目を向けて彼らの出
　　産の体験を優しい体験になるように努力しましょう。そ
　　して彼らがお産で傷ついているとしたら、できるだけ早
　　くその傷を癒す努力をしましょう。勿論お母さんをサ
　　ポートしながら産科学に出生前心理学を取り入れる必要

があるように思います。現代のストレスの多い社会でお母さんになる人は妊娠前も妊娠中もお産のときも、産むときもお産の後も不安を抱えている人が沢山います。この人たちにできるだけ早くから心配や不安を解消できる精神的なサポートをして安心して希望を持ってお産と育児に臨める援助をしましょう。勿論、お父さんがお母さんと赤ちゃんを助けられるようにサポートすることも大切です。産後のうつ病も難しい問題ですが時間をかけてゆっくり援助していけばよくなる人もいます。ここでは産科学と精神科学はもっと歩み寄る必要があると思います。

第9章
子どもの発達と成長
——生物プラン——

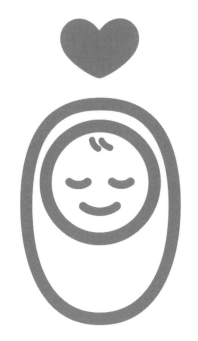

お産は人生のスタートです

　私は、これまで話してきたように、産婦人科医です。小児科医でも心理学者でも生物学者でもありません。ただ産科医として、お産の中に生物プランとして、いかに素晴らしい自然のシステムが働いているか、それが35億年という命の流れをつくってきたか、に感動を覚える者の一人です。それとともにその素晴らしいシステムが必要のない医療介入によって、簡単に壊される恐ろしさを心配している者でもあります。

　ピアスは赤ちゃんの成長にも生物プランが働いていて、もし赤ちゃんが、自然がつくった知的な成長のプログラムに乗って育つことができれば、大人の価値観や実用性にとらわれない豊かな知性や創造性を身につけることができるのではないか、といっています。お産は可能な限り自然に、医療の介入は最低限にすべきと語ってきました。子どもが育つ道筋でも同様に感じています。それは、子どもの成長を、たとえ無意識だとしても、自然の摂理から乖離させたり、ましてや壊すようなことは避けるべきだと考えます。子どもの世界も大人の世界と同じように、いやそれ以上に混乱と問題に満ちています。虐待や犯罪や暴力、いじめ、不登校、自閉症、学習障害……、数えればきりがない問題が、しかも年を追うごとに増加しています。

　子どもたちのこうした悲鳴に、私たちはもっと真剣に目を向

け、耳を傾けて、子どもたちの未来がもっと輝かしい幸せに満ちたものになるよう、考えるべきではないでしょうか。

　この本の最後に、私に生物プランの素晴らしさを教えてくれたジョセフ・チルトン・ピアスの考えを中心に、子どもの成長・発達について少し考えてみたいと思います。

　ピアスも生物学者から心理学者に転向したジャン・ピアジェの考えを下敷きに考えています。"心理学は大人を出発点として子どもにさかのぼっていったが、研究には大人の論理と偏見を持ち込むという過ちをおかした"という考えから、ピアジェは生物学者の目から「子どもの成長・発達を知るためには、生まれたときから赤ちゃんを観察していかなければならない」として沢山の赤ちゃんの成長を観察していきました。

　ピアジェは、子どもが世界を理解しそれに対応するために、新しい脳（新皮質）に自分自身が手に入れた知識を体系づける必要があることを見つけました。この知識は、赤ちゃんが身の回りの世界と身体的な接触を通して手に入れるものです。

　赤ちゃんの最初の動きは、意志と無関係な衝動的な動きで（これを原衝動と呼んでいます）、この動きで体に触れる物との間の相互作用を理解して知識を手に入れます。原衝動によって得た知識は、赤ちゃんの真っ白な脳（新皮質）に知識の構造として組み立てられていきます。

　ピアジェは子どもの知的な発達にも、身体的発達と同じように明確な発達の段階があることを見つけます。これらの発達は

遺伝的に決められていてどの子にも同じような年齢に起こると
いっています。

情緒・知的発達に大切な原衝動

　人間は生理的早産児だといったポルトマンの言葉を２章でお
伝えしました。そして人間の脳は２層の構造からなり古い脳
（旧皮質・爬虫類の脳）と新しい脳（新皮質）からなっていると
いいました。人間の赤ちゃんは、発達が他の哺乳類に比べて極め
て遅く、１年間は保護者（ほとんどお母さん）に全面的に依存し
ています。これには理由があります。まずこの１年で赤ちゃん
はマトリックスとしてのお母さんとしっかりとした絆を築きま
す。
　次に原衝動は、古い脳のシステムに支配されて動きますが、
その情報は知識の体系として新しい脳に記録されます。そして
この新しい脳に刻まれた知識の体系によって、人格の形成や創
造力が生みだされてきます。この体系化には長い時間がかかる
のです。もしこの過程がなければ、人間も爬虫類と同じになっ
てしまうといい換えられるのではないでしょうか。

　３歳ぐらいまでの乳幼児はこの原衝動に動かされていますが
本能との違いは、衝動によって得られた情報は新しい脳に取り
込まれて、次第に知識の体系ができ、その子どもなりの世界観

ができていきます。この体系が大きくなればなるほど、子ども
の能力は高まっていきます。だから赤ちゃんはできるだけ長く、
地球上のいろいろな物との身体的接触による相互作用を持った
ほうがいいのです。

　知力とはお互いに作用し合える力（相互作用）で、既知のも
のから未知のものへと相互関係が進むことで成長します。そし
て子どもの自立が始まるのです。この移行のバランスが崩れる
ことが知力の障害を生むといわれています。

　大人は焦って子どものこの地球との相互関係を止めさせるか、
発達段階にふさわしくない環境に追い立ててしまいます。赤
ちゃんの知性は、具体的なものから始まり、抽象的なものに移
行して成長していきます。子どもの知性を育てるには、この過
程を大切にしなければならないのです。

　大人は技術をつかえないこと、あるいは技術をつかう知識が
ないことで、自分たちの住む世界から排除されるという恐怖感
を持っていて、彼らの子どもにもその技術や知識を得ることを
求めます。O・ランクは「各時代は各々独自の目的に合わせて
子どもを利用する」といっていますが、高度経済成長期の日本
などの教育はまさにそのとおりでしょう。大量生産大量消費と
いう国の政策に批判することなく、創造力を育てないような教
育が長年にわたって続けられました。また軍国主義時代の日本、
ヒットラーの時代のドイツ、などなどです。政治が子どもたち
の教育を利用してきたように思います。

私たちはもっともっと子どもたちの成長発達のために、自然が人間に与えてくれたシステムに目を向け、自立心や優しさ、創造力豊かな子どもたちと生命力にあふれた地球をまもっていかなければいけないと思います。

おわりに

　終わりになりましたが　この本がこれから赤ちゃんを産むお母さんや子育て中のお母さんに少しでも役に立つことがあれば、そして自然がお母さんに与えてくれている産む力をつかって自分の力で産むことに頑張ってもらえたらこんなにうれしいことはありません。もちろん、お父さんの役割も非常に大切です。さあ頑張ってあなたと赤ちゃんにとってできるだけ、いいお産をしましょう。

　命は35億年前に誕生し現代まで引き継がれてきました。これまで哺乳類の命がつながってきたのはお産でお母さんと赤ちゃんとの間に絆ができる巧妙な仕組みがあったからです。命は最初、1ミクロンにも満たない生細胞だったものが進化を繰り返し、いまでは約6000万種類の生物が地球上に存在しています。人間も37兆を超える細胞からなっています。いままでに膨大な研究がされたにもかかわらずこの宇宙に地球以外に生命が存在する惑星は見つかっていません。

　その地球はいま、痛めつけられ傷ついています。

　地球の温暖化、オゾン層の破壊、大規模な自然災害、地震や津波、あるいは核の脅威などいままで私たちがあまり経験したことのない変化が起こっています。その変化の責任の一部は人

間にもあります。私たちがどう考え、どういう行動を取るかによって、この地球を美しく長く存続させるか、人間の手によって汚し破壊するかが決まります。

　自然は地球とそこにある命をまもる仕組みをつくっています。ピアスは「自然は失敗をプログラムしない。成功のみをプログラムする」といっていますが、まさに命が続く巧妙な仕組みで命をまもっています。

　人の場合、命のつながりは赤ちゃんとお母さんの間の"絆"でありこの"絆"があるから地球との"絆"もできるのです。

　この仕組みの前では人間の知恵や技術などはちっぽけなもののように思えます。お産の自然の仕組みの素晴らしさに気づけばその仕組みを安易に壊すことがいかに愚かで命に対する冒瀆かが分かるでしょう。

　医療者は自然のお産の仕組みを尊重しながら、必要のない医療介入を絶対しない勇気を持つことが必要です。自然なお産の流れを乱さないで、産む人をサポートし見まもっていきましょう。

　基本的には医師はヒポクラテスの次のような言葉をいつも心の底に持っていなければいけないと思っています。

　「医師は患者にあらゆる手段を用いて善を施さねばならない。もし善が行えないときには悪を行ってはならない」

　産む人は明るい気持ちでお産をうまく受け入れて、自然が与えてくれた産める力をつかって自分の力で産みましょう。命を

生み出すことは、女性として最高の喜びであり貴重な至高体験の機会、自己実現の道なのです。そして医療者もお母さんやその家族とともに、新しい命の誕生を祝い喜びと感動を分かち合いましょう。

　それがこの地球上にともに生きるものとして一番希望の持てる生き方でしょう。

　そうすれば日本の少子化も変わってくるかもしれません。

2020 年 3 月吉日　久　靖男

参考文献

『出生外傷』（著：オットー・ランク　翻訳：細澤仁、安立奈歩、大塚紳
　一郎　刊：みすず書房）

『WHOの59ヵ条　お産のケア　実践ガイド』
　（翻訳：戸田律子　刊：農山漁村文化協会）

『トランスパーソナル心理学』（著：岡野守也　刊：青土社）

『体と心にやさしい—ナチュラルなお産』（著：大葉ナナコ　刊：アスペ
　クト）

『生命の跳躍—進化の10大発明』
　（著：ニック・レーン　翻訳：斉藤隆央　刊：みすず書房）

『生命はなぜ生まれたのか—地球生物の起源の謎に迫る』
　（著：高井研　刊：幻冬舎）

『出産革命のヒロインたち—アメリカのお産が変わったとき』
　（著：マーゴット・エドワーズ 、メアリー・ウォルドルフ　翻訳：河合
　蘭　刊：メディカ出版）

『脳内革命—脳から出るホルモンが生き方を変える』
　（著：春山茂雄　刊：サンマーク出版）

『バースライツ—自然なお産の設計のために』
　（著：サリー・インチ　翻訳：戸田律子　刊：メディカ出版）

『知の逆転』（著：ジェームズ・ワトソン他　翻訳：吉成真由美　刊：
　NHK出版）

『逆転の知恵—天才ラヴロックの発想が生む』（著：糸川英夫　刊：同文
　書院）

『オキシトシン—私たちのからだがつくる安らぎの物質』
　（著：シャスティン・ウヴネース・モベリ　翻訳：瀬尾智子、谷垣暁美
　刊：晶文社）

『記憶を消す子供たち』（著：レノア・テア　翻訳：吉田利子　刊：草思
　社）

『妊娠・出産ケアガイド—安全で有効な産科管理』
　（著：マレー・エンキン、メアリー・レンフルー、マーク・J.N.C. キ

アース、ジェイムズ・ニールソン　翻訳：北井啓勝　刊：医学書院エムワイダブリュー）

『バース・リボーン―よみがえる出産』

　（著：ミシェル・オダン　監訳：久靖男　翻訳：佐藤由美子、きくちさかえ　刊：現代書館）

『赤ちゃんの目で22世紀を考える―愛情の科学』

　（著：ミシェル・オダン　翻訳：金光一郎、プライマルヘルス情報センター　刊：同朋舎）

『マジカル・チャイルド育児法―誰も知らなかった脳発達のプログラム』

　（著：ジョセフ・チルトン・ピアス　監訳：吉福伸造　翻訳：高橋ゆり子、菅靖彦　刊：日本教文社）

『胎児は見ている―最新医学が証した神秘の胎内生活』

　（著：トマス・バーニー　翻訳：小林登　刊：祥伝社）

『子宮の記憶はよみがえる』

　（著：ロイ・リッジウェイ　翻訳：浜野恵一、治部真里　刊：めるくまーる）

『誕生を記憶する子どもたち』

　（著：デーヴィッド・チェンバレン　翻訳：片山陽子　刊：春秋社）

『無意識の世界』（著：河合隼雄　刊：日本評論社）

『未来のママとパパへ。―意識的な出産「コンシャス・バース」の勧め』

　（著：ローラ・ハクスレー、ピエロ・フェルッチ　翻訳：中川吉晴　刊：ヴォイス）

『暴力なき出産―バースサイコロジー　子どもは誕生をおぼえている』

　（著：フレデリック・ルボワイエ　翻訳：中川吉晴　刊：アニマ2001）

『お産のイメジェリー―心の出産準備』

　（著：カール・ジョーンズ　監訳：清水ルイーズ　翻訳：河合蘭　刊：メディカ出版）

『母乳　このすばらしい出発』（著：ラ・レーチェ・リーグ　刊：メディカ出版）

『親と子のきずなはどうつくられるか』

　（著：M. H. クラウス、J. H. ケネル、P.H. クラウス　翻訳：竹内徹　刊：医学書院）

『セックスはなぜ楽しいか』

　（著：ジャレド・ダイアモンド　翻訳：長谷川寿一　刊：草思社）

『親と子のきずな』（著：M. H. クラウス、J. H. ケネル　翻訳：竹内徹他
　　刊：医学書院）

『親と子の絆―学際的アプローチ』

　（編：河合隼雄　小林登　中根千枝　刊：創元社）

『世界の出産』（編：松岡悦子、小浜正子　刊：勉誠出版）

『人間はどこまで動物か―新しい人間像のために』

　（著：アドルフ・ポルトマン　翻訳：高木正孝　刊：岩波書店）

『精神科医の子育て論』（著：服部祥子　刊：新潮社）

『21世紀への知　ジャン・ピアジェ―発生的心理学とは何か、発生的認識
　論とは何か？　子どもは、どのようにしておとなになるのか？』

　（著：白井桂一　刊：西田書店）

『遊びと発達の心理学』（著：ジャン・ピアジェ他　翻訳：森楙　刊：黎
　明書房）

『発生的心理学』（著：ジャン・ピアジェ他　翻訳：芳賀純　刊：誠信書
　房）

『ユング―地下の大王』

　（著：コリン・ウィルソン　翻訳：安田一郎　刊：河出書房新社）

『わたしたちの脳』

　（著：福田淳　刊：新風書房）

■著者紹介

久　靖男（ひさ　やすお）

1968（昭和43）年	大阪大学医学部卒業 産婦人科の研修と大学の民主化運動を始める。その中で"いいお産"とは何かに取り組み始める。
1970（昭和45）年	阪大麻酔科で研修し　47年麻酔科標榜医
1972（昭和47）年	産婦人科に戻り　産科診療グループを作って　系統的な産科診療と内科的ハイリスクの母子の管理基準を作って母子の診療を若手医師と行う
1978（昭和53）年	大阪府立母子総合医療センター建設準備室にてセンター建設の準備に従事
1981（昭和56）年	センター周産期第1部（産科）部長として大阪府、近郊化を行う
1985（昭和60）年	第7回　母子保健奨励賞受賞 同年　虐待を起こさないお産を目指して奈良にて開業 母子の絆をライフワークに医療介入のない　自然出産に取り組む 水中出産やアクティブバースを導入 『バース・リボーン』監訳　現代書館、『お産はっけよい』（共著）現代書館など

時代おくれのいいお産（じだい／さん）——あなたと赤ちゃんにとってのいいお産を考えてみませんか

2020年4月25日　第1版第1刷発行

著　者　久　靖男
発行者　菊地泰博
発行者　株式会社現代書館
　　　　〒102-0072　東京都千代田区飯田橋3-2-5
　　　　電話：03-3221-1321
　　　　FAX：03-3262-5906
　　　　振替：00120-3-83725
　　　　http://www.gendaishokan.co.jp
組　版　具羅夢
印　刷　平河工業社（本文）　東光印刷所（カバー）
製　本　積信堂
装　幀　奥冨佳津枝
カバー・表紙装画　黒田征太郎

校正協力・高梨恵一
© 2020 HISA Yasuo Printed in Japan ISBN978-4-7684-3577-9
定価はカバーに表示してあります。乱丁・落丁本はおとりかえいたします。

本書の一部あるいは全部を無断で利用（コピー等）することは、著作権法上の例外を除き禁じられています。但し、視覚障害その他の理由で活字のままでこの本を利用できない人のために、営利を目的とする場合を除き「録音図書」「点字図書」「拡大写本」の製作を認めます。その際は事前に当社までご連絡ください。

ミシェル・オダン 著／久 靖男 監訳／佐藤由美子・きくちさかえ 訳

よみがえる出産

バース・リボーン

自然なお産を願う女性達の気持ちと女性が本来もっている産む力を信頼した出産の方法。安全性の名の下で必要かどうか確信のないまま使われている薬剤や機械による近代医療介入の管理分娩を批判した、お母さんと赤ちゃんに優しいお産の本。

1740円＋税

きくちさかえ 編

アクティブに産もう

お産はっけよい

自然なお産、男が参加するお産、高齢出産、水中出産、ホーム・バース、やむなく帝王切開など、各々の顔が異なるお産も千差万別。自分にあったお産をアクティブに取り組んだ人達の発気よいの物語。産科医久靖男先生のアドバイス付き。

1500円＋税

チルカの母たち・父たち 編著

お産はたからもの

釧路市の小さな助産院マタニティ・アイに置かれた「チルカのノート」は、お母さんやお父さんが自由に書き込めるノートだ。ここには出産前後のお母さん・お父さんの不安、葛藤、喜び、悩み、感動の生の姿が綴られている。89編の感動手記。

1600円＋税

きくちさかえ 編著

助産院発・すてきなお産

DVD付 みんなのお産

39人が語る「お産といのち」

お産経験者・支援者・研究者・哲学者・助産師・医師、さらに被災地の人たちなど39人の話から、医療に頼りがちなお産が本来はもっと自然で楽しいものであることを実感できる。男が見ても「お産っていいな」と思える本（DVD付／約42分）。

1600円＋税

J・バラスカス 著／佐藤由美子・きくちさかえ 訳

ニュー・アクティブ・バース

アクティブ・バースは、現代の医療に管理された出産を、女性と赤ん坊主体の出産に取り戻そうという新しい運動である。分娩台からおりて、起き上がった姿勢で産めば、女性は出産本能に身を任せ自由に産むことができる。第二のお産革命の書。

2800円＋税

きくちさかえ 著

DVD付 マタニティ・ヨーガ 安産BOOK

安産は自分でつくる！ おなかの赤ちゃんと一緒に安全なヨーガの方法で大好評の前著にDVDをつけた。BGMはNHK等で活躍のウォン・ウィンツァンのピアノ。より安全・安心に精神のバランス、リラクゼーション・幸福感をもたらす。

1600円＋税

定価は二〇二〇年四月一日現在のものです。